T0203536

Soy como como

NÚRIA COLL

Soy como como

Una guía para mejorar tu alimentación y cuidar tu salud

Traducción de
Andrea Montero Cusset

Grijalbo

Papel certificado por el Forest Stewardship Council®

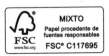

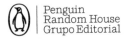
Penguin
Random House
Grupo Editorial

Título original: *Ets el que menges*

Primera edición: marzo de 2023

© 2023, Núria Coll Gelabert
https://etselquemenges.cat
© 2023, Penguin Random House Grupo Editorial, S. A. U.
Travessera de Gràcia, 47-49. 08021 Barcelona
© 2023, Andrea Montero Cusset, por la traducción

Printed in Spain — Impreso en España

ISBN: 978-84-253-6388-7
Depósito legal: B-940-2023

Compuesto en Pleca Digital, S. L. U.

Impreso en Rodesa
Villatuerta (Navarra)

GR 6 3 8 8 7

A Vinyet, Erol y Ginesta,
por ensancharme el corazón

Índice

Prólogo

Las personas no decidimos, al menos no de forma voluntaria, lo que nos va a cambiar la vida. Es más, la mayoría de las veces, ni somos conscientes de qué nos ha cambiado la vida. Somos un cúmulo de muchas pequeñas experiencias que nos transforman. Poco a poco. Solo con el tiempo, cuando miras hacia atrás, te das cuenta de qué te ha hecho mejor.

Y ahora, quizá sin que tú lo sepas todavía, has encontrado algo que probablemente sume a ese pequeño cúmulo de experiencias, y puede que gracias a este libro tu vida sea mejor.

Lo que tienes entre tus manos y estás a punto de empezar es más que un libro, es una guía de vida.

La alimentación es uno de los pilares sobre el que se sostienen estas páginas, pero para nada es lo único que vas a encontrar. La alimentación saludable es una asignatura pendiente para muchos y también parte fundamental de nuestra vida.

Comer mejor es una de las múltiples puertas de entrada a lo que Núria llama la «rueda de la vida sana», pero también vas a encontrar otras puertas.

Y, aunque la alimentación es el hilo conductor de una vida equilibrada, si comes bien y te falla todo lo demás, también necesitas un cambio. Porque, para tener una buena vida, comer bien es fundamental, pero también moverse y respetar el cuerpo y la mente.

En este manual de vida vas a encontrar cómo equilibrar todas las partes que construyen una vida, una buena vida, una vida mejor.

Da igual en qué punto estés, lo bien que hagas las cosas o lo mal que las hagas. Aquí vas a descubrir el camino para dar pasos hacia delante en cada área importante de tu existencia.

Además de la alimentación, también forman parte de esta rueda una vida sin tóxicos, el descanso, la actividad física, la gestión del estrés y la tribu.

Y, quizá, como muchas personas, llevas años sintiendo que te falta algo. Buscando rellenar los espacios y responder a muchas preguntas para las que no tenías respuesta.

No temas, porque todas las respuestas a las preguntas que Núria plantea en este libro y en su proyecto de Soycomocomo se basan en la ciencia y en el saber de decenas de profesionales del mundo de la nutrición, la medicina y la psicología, que también apoyan este proyecto y están detrás de él.

Núria tiene una habilidad única, que espero que también te contagie a través de este libro, algo muy raro de encontrar pero increíble de presenciar: consigue que las personas que la rodean sean mejores en lo que hacen.

Trabajar con ella me ha hecho mejor a varios niveles, y lo mismo consigue cada día con las entrevistas a sus invitados en su pódcast, las clases en directo o su comunidad.

Estoy seguro de que lo hará por ti también a través de este libro.

Parte de su razón de vida es precisamente esa: saber que está ayudando a los demás con lo que hace. De hecho, su frustración proviene del mismo sitio: pensar que no está ayudando lo suficiente. Por esta razón hoy tienes este manual entre las manos.

Estoy convencido de que en estas páginas encontrarás algo que mejore tu vida. Si es tu primer paso en este mundo, será difícil escoger qué es lo que más te ha ayudado.

Como dice el refrán, el maestro aparece cuando el alumno está listo. Si tú estás a punto, Núria puede ser tu maestra.

Lo que descubras aquí te hará mejor, en tu vida, en tu trabajo, con tu pareja, con tus amigos o con tus hijos.

Quizá cuando te encuentres con Núria, tú también le digas, como miles de personas hacen cada día: «Gracias, me has cambiado la vida». Y te darás cuenta de que, efectivamente, este libro ha mejorado tu vida y no te habías dado cuenta hasta ese momento.

Una vez que das el paso, mejoras tu alimentación y tus hábitos, no hay vuelta atrás. El mundo cambia de color, la vida se ve de otra manera.

Espero que este libro te ayude tanto como Núria ha ayudado a tantas personas, especialmente a mujeres, a mejorar su salud y, en realidad, también su vida.

Esta es tu puerta de entrada a la rueda de la vida sana. Ojalá seas valiente y decidas entrar por la puerta de la rueda que tú quieras.

JOSÉ LEÓN,
consultor de negocios digitales

Introducción

Me interesé por el mundo de la alimentación saludable a los treinta años. Antes era una chica que seguía una dieta convencional y tenía un hábito muy tóxico: el tabaco.

A los dieciocho empecé a trabajar intensamente en el mundo de la radio y a los veintitrés fiché por el mejor programa de radio que se hacía por aquel entonces en Cataluña.

Aquella época fue maravillosa, pero tuvo un alto coste. Trabajaba muchas horas y me despertaba a las cuatro de la mañana, un horario desastroso para respetar mi reloj interno y el de mi tránsito intestinal. Como he dicho, fumaba bastante y, pese a ser muy joven, ya empezaba a sufrir estrés y estreñimiento. Mucho estreñimiento. Y, así, maltratando un poco mi cuerpo, llegué a los treinta y sufrí una amenorrea que se prolongó tres años. El estrés de los treinta ya iba poniendo más palos en las ruedas, y al estreñimiento se sumaba que no tenía la regla, no ovulaba; por tanto, no podía quedarme embarazada. Esta época coincide con el nacimiento de Soycomocomo.

En enero de 2011, otro periodista, Adam Martín, y yo decidimos abrir un blog de alimentación saludable. Él ya hacía años que se cuidaba y conocía muy bien este mundo, de modo que con él aprendí a comer mejor y me trasladó su amor por todo aquello.

Pero hay un hecho anterior que también ayuda a explicar la historia. Mi marido es fisioterapeuta y acupuntor, y a su lado he alcanzado a comprender la salud en unos términos que me han servido para el proyecto de Soycomocomo.

Cuando abrí el blog, en 2011, conocí a distintas personas clave, verdaderas pioneras en el campo de la alimentación saludable, como, por ejemplo, la bioquímica Olga Cuevas o la chef Montse Vallory. Gracias a ellas y a los libros de Annemarie Colbin, Paul Pitchford, Michael Pollan y Thomas Colin Campbell, en pocas semanas adopté una nueva forma de comer y de vivir.

Al cabo de un tiempo, gracias al crecimiento del equipo, Soycomocomo se convirtió en una comunidad de referencia, con cientos de artículos elaborados por dietistas, nutricionistas, fisioterapeutas, naturópatas, psicólogos y creadores culinarios con los que hemos trazado el camino hasta hoy, como Marc Vergés, Jordina Casademunt, Yolanda García, Neus Elcacho, Martina Ferrer, Lucía Redondo, Mireia Segarra, Gina Estapé, David Gasol, Cristina Bellido, Pilar Rodrigáñez, Lluca Rullan, Carlota Gurri y Glenn Cots.

Otro nombre clave de mi viaje es Xevi Verdaguer, una de las personas con las que he compartido más proyectos profesionales y gracias a quien he conocido otra manera de entender la salud y el cuerpo humano. Aparte de él, actualmente hay otros nombres de referencia que aportan mucha luz a mis proyectos, como Cristina Pellicer, Pau Oller, Carlos González, Antonio Valenzuela y Sergi Abanades, además de mi socia, Laura García, y Nina Benito, dos investigadoras del campo de la salud únicas.

Siguiendo las recomendaciones de mis primeros asesores, el estreñimiento fue remitiendo y mi alimentación dio un giro de 180 grados. Pero no fue de un día para otro. Fui incorporando los consejos poco a poco, en la medida en que me veía fuerte y motivada para ello. Y, en medio de muchas modas, fui separando el grano de la paja. Y así continúo hoy en día: cambiando viejas creencias por nuevas evidencias que mejoran lo que hacía en el pasado. Sin ningún pesar por haberla pifiado en el camino. Este es el aprendizaje principal: nada es seguro y nada es para siempre, pero lo que sabemos hoy nos hace mucho mejores de lo que éramos ayer.

Y lo somos gracias a haber aprendido y descubierto juntos cómo interpretar la etiqueta de un producto, cómo proteger nuestra salud digestiva, cómo cocinar los alimentos, etcétera. En este viaje, también quiero abrirte los ojos en referencia a la industria alimentaria, que muy a menudo nos enreda, y que compruebes que se pueden preparar buenas elaboraciones sin añadir ingredientes nocivos.

Estoy convencida de que en la alimentación nos va la vida, literalmente, y te hablaré a menudo de la salud como motor de todo.

En mi discurso, también te pediré que des una oportunidad a alimentos que quizá no te resulten sabrosos,
pero sin los cuales, una vez que se te acostumbre el paladar, no podrás vivir. La alimentación saludable es absolutamente deliciosa. Es cierto, yo juego con ventaja y es
que, para mí, un plato de brécol es tan delicioso como el
caviar para algunos o las salchichas y las patatas fritas
para otros.

Quizá no pueda contagiarte el amor incondicional que
siento por los vegetales, pero seguro que, si das oportuni-
dades a la comida saludable, acabarás enganchándote.
Además, cada vez se experimenta más en las empresas y en
la restauración, y se hacen auténticas virguerías con unas
simples verduras. Ahora ya tenemos una clasificación anual
de los mejores cincuenta restaurantes del mundo cocinando verduras. Eso no quiere decir que sean vegetarianos o
veganos, hecho que a menudo se confunde cuando se defiende una dieta repleta de vegetales. En realidad, uno de
los restaurantes que aparece en la lista de los cincuenta mejores es Gat Blau, uno de mis restaurantes preferidos de
Barcelona, capitaneado por un maestro de la cocina comprometida, Pere Carrió, que, después de conseguir la excelencia con platos de proteína animal, se adentró en el mundo de las verduras de tal manera que, si pruebas su coliflor
o sus buñuelos de zanahoria, no te atreverás a decir nunca
más que detestas la verdura.

Aunque quizá debamos aprender o reaprender a cocinar
verduras, y la decisión de Pere de pasarse a los vegetales,

como dijo el presidente Kennedy cuando decidió ir a la Luna, no fue porque fuese fácil, sino justamente porque era difícil. Pero que costase cocinar verdura y hacer vibrar a la gente no quería decir que fuese imposible. Y por eso han triunfado chefs como el israelí Yotam Ottolenghi, que a través de sus libros de restaurantes nos ha enseñado mil y una combinaciones exquisitas de platos con la verdura como protagonista.

En este libro, también me siento capaz de arrojar luz sobre una manera de vivir que puede ser mucho más saludable y relajada. Me gustaría que tener una vida sana fuese un divertimento para todos, y para que eso pase algún día tendrás que ignorar todo lo que has aprendido, rechazarlo con alegría y pasotismo. Porque aquí no se trata de ganar ninguna carrera ni de repartir medallas. Habrá muchos momentos para hacer excepciones, e incluso algunos para torpedear de forma absoluta e indiscriminada tu vida saludable. Cuando ocurra, llámame, porque aquí hay que celebrarlo todo y lo haremos con una copa de vino llena de azúcar e histamina mientras escuchamos a Belle and Sebastian a todo trapo, o a Coldplay, como prefieras. Porque... ¡la vida también es eso!

Pese a que nos va la vida en esto de alimentarnos, de manera literal, me gustaría que siguieras los consejos de forma relajada y solo cuando te sientas capaz, cuando tengas ganas, y que hagas excepciones cuando lo consideres oportuno. A lo largo de este libro, también quiero que reflexiones sobre eso y encuentres tu propio equilibrio entre cómo vives y cómo comes para que te sientas en paz y feliz, y no en una prisión de restricciones que te deprima.

Recuerda siempre que la perfección hace enfermar y que llevar una vida saludable también implica procrastinar, desobedecer y hacer lo contrario de lo que se espera que hagas o de lo que te permites hacer normalmente.

Y voy a añadir otro elemento: el dinero. Yo soy de clase media, mis padres empezaron a trabajar con catorce años y me han inculcado profundamente la cultura del esfuerzo.

Actualmente soy familia numerosa y, como ya sabes, mantener cinco bocas con alimentos ecológicos no siempre es posible. Y por eso tengo los pies en la tierra y soy flexible con las decisiones de compra de todas las familias, aunque no puedan comer saludablemente en todo momento. Pero mi voluntad también es que aprendas a comprar y a priorizar lo que te aporta nutrientes, y no los productos diseñados para engañar a tus sentidos.

¡Ah! Tal vez sientas curiosidad por saber cómo es mi alimentación…

¿CÓMO ES MI ALIMENTACIÓN?

Yo como de forma saludable desde los treinta años, cuando empecé a cambiar aspectos importantes de mi dieta. En 2011, abrí el blog y comencé a probar parte de lo que predicaba la dieta macrobiótica. Hoy en día, ya no la sigo, pero me ayudó a entender qué nutrientes eran importantes y naturales, lo equivocada que está la pirámide nutricional y el desastre que suponen las dietas que te dan cuando vas al médico. Además de la macrobiótica, tenía muchas referencias de la cocina japonesa a través de los alimentos ying y yang o productos orientales tan medicinales como la ciruela umeboshi, las algas o el kuzu.

No obstante, en aquellos inicios yo ya era una gran buscadora de experiencias y, antes incluso de crear Soycomocomo, tuve mi primer contacto con la dieta paleo, gracias a un fin de semana que organizó el psiconeuroinmunólogo (PNI) Carlos Pérez en el que me descubrieron lo que hoy en día conocemos como hormesis y vida ancestral. Hace doce años, aquello era tan extraño que no lo asimilé bien hasta que empecé a colaborar estrechamente con Marc Vergés y, a través de charlas públicas y privadas que mantuve con él, recuperé el discurso de la vida silvestre de los cazadores-recolectores.

De golpe, todo aquello me pareció muy coherente; de hecho, hoy en día sigue teniendo plena vigencia, como explican los biólogos evolutivos Heather Heying y Bret Weinstein.

Durante los primeros años de Soycomocomo, una vez superada mi fijación por la macrobiótica, seguí evolucionando, pero ya sin casarme con ninguna dieta.

Bastante tiempo después de aquellos comienzos, tuve que dejar el gluten para encontrarme mejor, y el cambio más reciente llegó en plena covid, cuando empecé a seguir la dieta *low carb*, ya que, aunque te bases en los alimentos que propone la paleo, quizá estos contengan un exceso de carbohidratos, o puede que no tengas ningún control en cuanto a la cantidad de ingesta de cada macronutriente por mucho que creas comer saludablemente.

Así que me quedé con lo mejor de cada casa y, en un punto determinado, decidí probar la dieta cetogénica, que seguí al pie de la letra durante cuatro meses. El objetivo era reducir la inflamación, pues venía de una larga época de permeabilidad intestinal que en los peores momentos me causaba irritación del colon. En este sentido, la dieta keto me ayudó muchísimo y me hizo sentir muy muy bien.

Actualmente, sigo una dieta *low carb* con días o épocas cetogénicas en los que no llego a entrar en cetosis muy a menudo, pero aun así me beneficio de la desinflamación sistémica que me genera ser un poco más estricta con los carbohidratos algunos días. Lo que tengo claro es que mi organismo (y el de mucha gente) ya no gestiona los carbohidratos tan bien como antes, aunque procedan de fuentes saludables, como la fruta o los tubérculos. No quiero decir que no coma. Quiero decir que controlo mucho más las cantidades.

También me resulta mucho más fácil ser estricta después de la regla, y no antes, lo cual es determinante para mi adherencia. Y, sobre todo, escucho a mi cuerpo. En algunas épocas, la keto me parece muy restrictiva, hasta en el campo de las verduras, por lo que estoy abierta de miras. A mí, los tubérculos y la fruta me vuelven loca, y no necesito pasarme el año midiendo mis cetonas para sentir que estoy haciéndolo bien.

La experiencia de todos estos años me ha aportado una base que me permite decidir sobre mi alimentación partiendo del conocimiento, lo que me da tranquilidad.

En este libro, no te daré consejos para que sepas cuál es la mejor dieta, porque cada uno tiene sus necesidades, patologías y condiciones de vida que determinarán cuál es la mejor pauta.

Ahora bien, espero que la reflexión y el debate que planteo en cada capítulo te empoderen para decidir cómo quieres que sea tu alimentación, veas que es algo que afecta a muchos ámbitos de nuestra vida y tiene muchas aristas y te des cuenta de que hay que mirarlo todo con perspectiva. Prepara los binóculos, que empezamos.

1

La rueda de la vida sana

¿QUÉ ES LA RUEDA DE LA VIDA SANA?

Hace unos cuantos años, me imaginé una rueda dividida armónicamente con los ejes fundamentales de lo que considero que es una vida saludable. La rueda de la vida sana es para mí el mejor resumen de cómo creo que podemos lograr una salud óptima (hasta donde nos permitan nuestros genes). En esta rueda, la alimentación desempeña un papel fundamental, pero hay otros cinco ejes igual de importantes que la completan.

El objetivo es que, en función de tus posibilidades, perfecciones todo lo que puedas estos seis ejes (la alimentación saludable, el alejarte de los tóxicos, el descanso, el ejercicio físico, la salud mental y la tribu) para tener una vida sana, que son el resumen de lo que en ciencia se denomina «epigenética», es decir, el estilo de vida que, fuera bromas, determina el 95 por ciento de nuestra salud.

Las enfermedades cardiovasculares, neurodegenerativas, todo el lote de patologías autoinmunes o incluso el cáncer no son inevitables ni aparecen sí o sí con el paso de los años. Lo que sí es ley de vida es que una persona de ochenta años lleve la misma vida que una de cincuenta, adaptada a su ritmo, claro, pero sin ninguna patología ni medicación.

Además, piensa que cuidarte es un acto de amor propio y también un compromiso con los tuyos. Querrás disfrutar de una buena salud para ver cómo van sumando años y experiencias vitales quienes más quieres. Y, a la vez, te gustará que esas personas también disfruten de ti todo el tiempo posible.

Aprovecha la vida y vívela apasionadamente. Para hacerlo, debe acompañarte la salud; por eso, es tan importante proteger tu cuerpo y no castigarlo.

Mucha gente tiene una «mala salud de hierro». Y es que a menudo trampeamos males que acaban empeorando nuestra calidad de vida.

Ahora, ya hemos comprendido que tomar cada día un omeprazol, un antihistamínico, un antidepresivo y estatinas no es normal, aunque algunos profesionales de la salud quieran normalizarlo y lo receten de manera insistente.

Los más despiertos ya no queremos eso y nos cuidamos para evitar cronificar la mala salud de hierro que hemos visto en las generaciones anteriores o que hemos sufrido o estamos sufriendo en estos momentos. Hemos normalizado dolores que no son normales y, ante la pregunta «¿cómo te encuentras?», respondemos «bien» con la boca pequeña porque sabemos que, si entramos en detalles, quizá narremos un día a día que dista mucho de lo que sería una salud óptima. Para construir unos fundamentos sólidos en nuestro organismo, debemos hacer caso a la rueda de la vida sana. Solo con el estilo de vida puedes conseguir cambios enormes en aquello que crees que llevas escrito en el ADN, pero que puede ser reversible.

En este proceso de cambio, notarás los beneficios enseguida y, si te apetece, me gustaría que me lo explicases con detalle en canales como Instagram, donde interactúo a diario con mis seguidores: @nuria__coll

Esta es la rueda de la vida sana que he ido confeccionando con todo lo que he aprendido hasta hoy. Mira el nombre de los ejes y tómate unos instantes para pensar en cada uno de ellos.

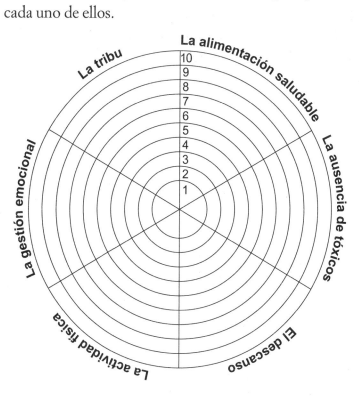

La idea es que dibujes con un color cada área y llenes las filas en función de la nota que te pongas tú misma, del 1 al 10. Lo puedes hacer con colores distintos para verlo más claro. Al final del libro tienes otra vez la rueda en formato recortable para que dentro de seis meses o un año puedas volver a llenar la rueda y veas cómo has evolucionado. Estoy segura de que si has comprado este libro es porque estás comprometida con tu salud.

Me gustaría que esta rueda fuese un faro para ti, que te sirva de guía y que, a través de ella, encuentres el equilibrio para que la información te empodere y seas protagonista de tu cambio.

No te agobies si ves que tienes pendientes muchos de los ejes que te presento. Encuentra el momento adecuado para gestionar cada uno de ellos en función de tu estilo de vida, probablemente no puedas hacerlo todo de golpe. Antes de entrar en detalle sobre cada eje de la rueda, un último apunte. Hay personas que tienen más facilidad para cumplir con un eje que con otro. Por ejemplo, el primero, la alimentación saludable, puede parecer muy sencillo para algunas personas y abrumador para otras.

Hay personas para las que el hecho de alimentarse no supone ningún esfuerzo, mientras que a otras se les hace una montaña. Por tanto, es injusto que las primeras aleccionen a las segundas.

Como si se tratase de un autoanálisis, te invito a reflexionar sobre cuáles son los aspectos para los que tienes más destreza. A partir de estos, pueden desencadenarse

mejoras en todos los demás. Descubre cuáles son tus forta-
lezas y refuerza el pensamiento positivo sobre los ejes que
ya llevas bien, y así irás por buen camino hacia los que te
costarán más trabajo y más tiempo.

No obstante, piensa que, una vez que empieces a cuidarte (probablemente ya lo haces), ya no habrá marcha
atrás, en el buen sentido. Es decir, comer sano invita muy a
menudo a practicar deporte, ayunar, meditar, apagar el
wifi...; en definitiva, a priorizar la salud cada vez en más
ámbitos. Esa sensación de bienestar genera un orgullo tan
grande que querrás ir afinando más.

Ahora bien, no nos engañemos. Para encontrarse realmente bien, hay que picar piedra y hacer cambios. Y cuesta.

A mí hacer algunos cambios vinculados a los hábitos
me ha costado muchísimo, y algunos todavía se me resis-
ten, como el de bajar el ritmo o dejar de tener exceso de
pensamientos, como dice Sergi Abanades, uno de los mejores médicos integrativos que hay en nuestro país.

Además, lo de los hábitos es un pez que se muerde la
cola. Si empiezas a cuidarte, te encuentras mejor, y eso te
motiva y quieres más. Pero, con la misma intensidad, la
rueda del vicio es muy perversa y, una vez que entras en el
bucle de la dejadez, te abandonas y todo empieza a ir mal:
engulles guarrerías, dejas de hacer deporte, no hay quien te
levante del sofá y todo se va al traste. Ambas ruedas funcionan casi como un reloj suizo, la de la vida sana y la rueda
del desastre. Y seguramente en el plazo de un año pasas
por las dos en diferentes ocasiones. Calma, porque la vida

es un partido lleno de tentaciones y tendremos que aprender a jugar según estas reglas del juego.

En este sentido, me gustaría que intentases mejorar tu salud sin sentirte culpable. Es difícil, pero no imposible. Hay días mejores y peores, pero no te obsesiones y nunca pienses que te falta fuerza de voluntad. Tal y como explica el psicólogo Ramón Nogueras, la fuerza de voluntad no existe y el entorno puede ayudar a que tengamos una vida más o menos saludable. Intenta tener cerca a personas con las mismas prioridades que tú en lo que se refiere al estilo de vida y haz que te acompañen en este camino. El contexto tiene más importancia que la fuerza de voluntad. Pero de esto ya te hablaré más adelante.

ALIMENTACIÓN SALUDABLE

La alimentación saludable constituye el primer eje de la rueda y es importante de entrada porque comer es lo que hacemos más veces al día y en lo que más podemos fallar, y tenemos amplia evidencia del gran impacto, para bien y para mal, que ejerce sobre nuestra salud.

Ahora ya sabemos que tomar productos ultraprocesados no solo pone en riesgo nuestra salud cardiovascular y metabólica, sino también nuestro sistema inmune, nuestra salud digestiva, bucal, dermatológica y cerebral y nuestra capacidad de regeneración de células y tejidos. El impacto que tiene llevar una mala alimentación es objeto de constantes estudios que encontrarás a diario (sí, sí, a diario) en revistas de gran prestigio internacional.

En este capítulo, quiero ir al grano y que quede muy clara cuál es mi propuesta de alimentación para cualquier persona, ya sean niños o adultos, siempre y cuando estén sanos. Evidentemente, ante cualquier patología, debemos recurrir a especialistas que nos indiquen una pauta adecuada para tratarla.

Pero, con independencia de si tienes alguna enfermedad, podrás aplicar sin ningún problema la mayoría de los consejos que te daré.

¿Comes verduras de verdad?

Las verduras de verdad tienen un sabor exquisito. Es probable que, si las compras en una gran superficie, no opines lo mismo, y tampoco si rechazas aquellas que están feas, pochas o manchadas, o si tus lechugas son iceberg y van en una bolsa de plástico. No podemos llamar «verdura» a todo eso. Y, ya que hablamos de lechugas, te diré que hay un reguero de variedades increíbles que no se conocen. Estamos tan desconectados de lo que nos ofrece la tierra…

El sabor real de las verduras es extraordinario, pero debes encontrar un buen lugar donde conseguirlas. Para hacerlo bien, tendrás que ensuciarte las manos y comprárselas a los productores más auténticos de tu zona, que las repartan recién recogidas. Y evidentemente que sean ecológicas, ya que los pesticidas y los herbicidas son tóxicos y pueden generarnos muchos problemas de salud. Busca productores ecológicos que tengan los campos cerca de donde vives y conseguirás:

- Aprender la temporada de cada verdura.

- Saber qué verduras se cultivan en nuestro territorio.

- Consumir verduras con las propiedades casi intactas y en su punto exacto de madurez.

- Disfrutar del sabor más auténtico de cada pieza de fruta y verdura, y comprobar la enorme diferencia con la que se vende en las grandes superficies.

- Si haces una cesta semanal, tendrás una llegada de salud recurrente que evitará que acabes comprando verdura procedente de lejos, con tóxicos y de un falso bajo precio.

Como digo, debes mentalizarte: te mancharás las manos de tierra, retirarás caracoles y te pasarás un buen rato limpiando una sola lechuga. Pero este es el acuerdo al que tienes que llegar con la comida. Tiene que ser así.

Ensuciarse las manos y practicar el famoso *grounding* (caminar descalzos por la hierba o el campo) son herramientas maravillosas para bajar la neuroinflamación, algo imprescindible para envejecer con salud. El mérito de que lo consigamos es de una bacteria, *Bacillus subtilis*, presente en la tierra o en la hierba, como me explicaba Antonio Valenzuela en un episodio del pódcast dedicado a la neuroinflamación, que tuvo más de un millón de reproducciones.

No quieras ahorrar tiempo y dinero en la verdura y la fruta frescas. Cuando empiezas a comer saludable y disfrutas del gran sabor de los alimentos, sobre todo la fruta y la verdura, es casi imposible que vuelvas a comer una lechuga iceberg, es casi imposible que te conformes cuando te sirven una ensalada con esta lechuga acompañada de una cucharada de maíz.

Es difícil que te recomiende una organización concreta del plato, porque, en función de tu actividad y tus condicionantes de salud, necesitarás unos nutrientes u otros. Pero no nos equivocamos si en general recomendamos a todo el mundo que buena parte del plato lo ocupe la verdura, cruda o cocinada.

Las verduras verdes son las mejores. La clorofila que contienen y a la explosión de nutrientes específicos de cada una de ellas garantizan un intestino sano, sin putrefacciones excesivas, un ritmo intestinal bueno y una microbiota contenta.

Además, la verdura es una gran compañera de viaje para la proteína. Siempre que comas carne o pescado, acompáñalos de ensalada. Cuando se cocina la proteína, siempre acaba más torradita de lo que debería, y la verdura, al ser rica en fibra, sirve como quelante cuando hay tóxicos. ¡Por eso es imprescindible comer verdura cuando hacemos una barbacoa, por ejemplo!

Entre los tóxicos que se generan cuando preparamos barbacoa, destacan la acrilamida, la amina heterocíclica (AHC) y los hidrocarburos aromáticos policíclicos (HAP).

- La acrilamida se genera en los alimentos que llevan almidón: pan, patatas y algunas carnes procesadas, como ciertas morcillas, hamburguesas o salchichas (la verás entre su lista larga de ingredientes).

- La amina heterocíclica se forma cuando freímos, cocinamos al horno o en la sartén o preparamos una barbacoa con alimentos proteicos. Esto ocurre, sobre todo, cuando la carne entra en contacto directo con el fuego o con el goteo de la grasa en las llamas. La amina se considera carcinógena y se relaciona especialmente con el cáncer gastrointestinal, de pulmón, colon, páncreas, hígado, próstata, piel y mama.

- Los hidrocarburos aromáticos policíclicos los encontramos en los alimentos ahumados y se forman como consecuencia de la combustión de la materia orgánica (leña, humo de tabaco, cocción de alimentos y contacto directo con el fuego o el humo…). Pueden generarse con las barbacoas, pero también los hallamos en alimentos como el salmón ahumado, la sal ahumada, el beicon, etcétera.

¿Debemos dejar las barbacoas? Te diría que hagas barbacoa y comas salmón ahumado solo ocasionalmente y que te sirvas de un truco: siempre que prepares carne, acompáñala de verdura y opta por algún sistema que separe la carne del fuego y la cocine, pero no la carbonice; por ejemplo, a la piedra.

Volvamos a las verduras: son grandes aliadas para desintoxicar el hígado, sobre todo las amargas: rúcula, escarola, canónigos, diente de león, endivias, canónigos, hojas de mostaza… Y no olvides incorporar de vez en cuando las más depurativas: espárragos, alcachofa, apio, cebolla y puerro.

Además, según el color predominante en frutas y verduras, también estaremos aportando diferentes beneficios a nuestro cuerpo.

- **Amarillas y naranjas:** los responsables de estos colores son los betacarotenos. Son precursores de la vitamina A y tienen efectos antioxidantes, estimulan el sistema inmune, contribuyen a la protección de la piel, ojos y membranas mucosas, así como a la producción de colágeno, y previenen determinados tipos de cáncer. Si queremos potenciar la absorción de la vitamina, será muy interesante acompañar las frutas y verduras de estos colores de ingredientes grasientos, como el aceite de oliva o de coco, aguacate, etcétera.

- **Rojas y rosas:** las frutas y verduras de estos colores impiden que se estropeen tejidos del organismo, son ricas en antioxidantes y se asocian con una menor probabilidad de desarrollar determinados tipos de cáncer, como el de próstata. Es curioso, porque, a diferencia de otros, el licopeno no se destruye a temperaturas elevadas, sino que aumenta su biodisponibilidad. Por eso, suele recomendarse la salsa de tomate como fuente asimilable. Aunque las verduras de estos colores en crudo también son una buena alternativa, ya que nos ofrecen otros beneficios.

- **Verdes:** las frutas y verduras verdes contienen clorofila y folato, imprescindible para la metilación del ADN y para evitar que la homocisteína esté alta (como ves, ¡tener bajo control este aminoácido no solo es clave durante el embarazo!), además de ayudar a regular la presión sanguínea. Las que son de color verde más oscuro también contienen luteína, que previene la degeneración macular y el desarrollo de cataratas... Las coles, además de clorofila, contienen compuestos como el sulforafano, un fitoquímico derivado principalmente de verduras crucíferas, que posee una eficacia antioxidante y antiinflamatoria extraordinaria. Hay estudios que demuestran la capacidad del sulforafano para reducir el estrés oxidativo que provoca la contaminación ambiental, es neuroprotector de enfermedades neurodegenerativas y se ha demostrado que actúa como un agente anticancerígeno. El sulforafano lo encontramos en todas las familias de las crucíferas: la col, el brécol, la coliflor, la col lombarda, las coles de Bruselas, el rábano, el nabo y la rúcula. Te recomiendo que tomes alimentos de este color todos los días, sobre todo cuando es temporada.

- **Blancas y amarronadas:** las verduras y frutas de este color destacan por sus propiedades antioxidantes, depurativas y antivíricas, por ser ricas en fibra y por servir como aliadas para reducir la presión arterial. Muchos de estos alimentos son hortalizas con alto contenido de azufre o sulforafano, en concreto la familia de las cebollas. Uno de los compuestos más importantes de este grupo es la alina; para activarse, tiene que pasar a la forma de alicina, y eso lo conseguimos troceando o masticando el alimento. Por ejemplo, si queremos hacer un sofrito, podemos aplastarlo o trocearlo, esperar unos minutos y después cocinar el alimento.

- **Moradas, azules y negras:** las verduras de estos colores son ricas en flavonoides, en concreto antocianinas. Promueven la salud cardiovascular y circulatoria, protegen el tracto urinario de infecciones y ayudan a tener buena memoria.

Como acabamos de ver, cada fruta y verdura posee diferentes propiedades según su color predominante, así que, cuanta más cantidad y variedad de ellas, mayor riqueza nutricional. Tenemos por costumbre comprar siempre la misma lechuga, la misma cebolla, el mismo tomate…, pero cada vegetal presenta infinidad de variedades. Como nos explicó Cristina Pellicer en la increíble *masterclass* que dio para la comunidad de Soycomocomo, no hablamos solo de comprar diferentes tipos de verduras, sino también de comprar diferentes variedades. Cuanto más variada es la alimentación, más sana es nuestra flora intestinal. Los estudios afirman que deberíamos comer 120 vegetales distintos para tener una microbiota sana. Un ejemplo muy sencillo te lo planteo con la cebolla. Te propongo probar al menos dos o tres variedades diferentes cada semana; tenemos cebollas de todo tipo: roja, tierna, blanca, amarilla, chalota, cebollino, cebolla francesa y muchas otras. Variar su consumo, además de proporcionarte distintos beneficios, como mantener una microbiota saludable, dará una nueva vuelta a tu cocina. Seguro que acabas descubriendo sabores deliciosos.

Una nueva-vieja forma de comer

El problema que le ve mucha gente a la cocina saludable es que siempre se come lo mismo (unas judías con patatas, por ejemplo) y que los platos no tienen el sabor de los grandes sofritos de la abuela, porque en aquellos el aceite corría a mansalva, y el chorrito de coñac para hacer el caldo en la cazuela, también.

Tenemos que ser capaces de actualizar el sofrito de la abuela con la información que hoy conocemos y aprender alternativas de cocina gustosa que no nos obliguen a utilizar azúcares, un exceso de harina blanca o alcohol, que es como se hacían antiguamente, y aún hoy, muchas recetas, como conservas y platos de cuchara.

Y os lo digo con el corazón en un puño, pues soy una

gran seguidora de los libros gastronómicos de Josep Pla, el gran *bon vivant* gracias a cuya literatura he amado la tierra y nuestros mejores platos. Comparto el ideal culinario de Pla, basado en la simplicidad y, al mismo tiempo, en un determinado grado de sustancia, como tan bien explica en *Lo que hemos comido*, el libro que más veces he leído a lo largo de mi vida.

Periodista y un gran *gourmand*, Pla se considera uno de los grandes escritores de la literatura catalana de todos los tiempos y, para muchos, es un gran referente en la literatura gastronómica del país.

Sin embargo, cogiendo lo mejor de Pla, hoy ya sabemos que debemos apostar por opciones que no quemen la comida y por caldillos que no lleven tanto aceite frito, azúcar, harina y alcohol. Y no es fácil aprender a cocinar con jugo y sin todo eso. Este es el motivo principal por el cual me compré un robot de cocina y, tiempo después, una olla de cocción lenta y una olla multifunción. Estos utensilios, tan de moda en la actualidad, me permiten preparar platos de cuchara, de los que habría disfrutado igual que Pla hasta que supe que se podían versionar de manera saludable, como la zarzuela, que se hace con vino blanco; el bacalao con miel o pasas y piñones, que se fríe con harina; el conejo con setas de primavera, que se prepara con coñac, etcétera. Pensarás: «Pero el alcohol se evapora una vez que lo cocinas, ¿no?». Pues no, no se elimina del todo. Y en absoluto reniego de la cocina tradicional, al contrario. Gracias a ella he aprendido a disfrutar de largos ratos ante los fogones para elaborar platos tan sencillos como unos guisantes o una sepia ahogada. De hecho, cientos de platos tradicionales son sanísimos, aunque, hoy, por desgracia, se han perdido. No todo se hacía antes con vino blanco, harinas y fritos.

Por cierto, la primera edición del libro *Lo que hemos comido*, de Josep Pla, es del año 1972 y ya entonces dedica un capítulo a las verduras, en el que explica que justo en esos años se produjo un cambio de modelo y la gente pedía más verduras verdes porque se extendió la idea de que estas traían salud, e incluso muchos médicos recomendaban comerlas. Es en aquella época, explica Pla, cuando se empieza a cenar poco y se comienza a saber que, en función de tu alimentación, puedes tener más o menos salud, cosa que hasta entonces no se entendía. Pla escribía que una de las cosas más sabrosas del lugar en el que vivía era el brécol, aunque cuando afirmaba tal cosa la gente lo miraba como si estuviese loco. Eso lo dijo en los años setenta. Maravilloso, ¿no crees?

Igual que a él, a mí el lujo en la comida me deprime, mientras que los platos de cuchara, cuchillo y tenedor me parecen celestiales. En casa, mi padre y mi madre, sin ser seguidores suyos, tenían las mismas prioridades culinarias que Pla, y nos encantaba el estofado de ternera perfumado con el obligado laurel. Pla no hablaba nunca de alimentación saludable ni le interesaba el concepto, pero probablemente, si leemos entre líneas, aprenderemos más de él al respecto que de muchos libros de nutrición, ya que era un erudito gastronómico, gracias a su observación, sabiduría y experimentación, y a que había degustado platos bien elaborados, sencillos y con una buena materia prima.

Sentados a la mesa, los dos habríamos apreciado el mismo jamón y habríamos valorado por igual si ese animal había sido criado entre bellotas y en libertad o si las judías de una morcilla presentaban una exquisitez sublime cuando se doraban en la grasa o el jugo de la misma morcilla.

A la par que Pla te deleita con su relato, también está haciendo una profunda aportación al campo de la salud. Pero nunca se lo han reconocido y las instituciones no han sabido aprovechar su figura. Pla promovía la salud con mayúsculas: por el amor al alimento, porque siempre hablaba de ingredientes muy nutritivos, porque ponía atención a las cocciones, las entendía y las respetaba. Por todo.

Con libros como los de Pla, aprendí la enorme variedad de pescado que tenemos en nuestras costas, aunque nunca los encuentro cuando estoy en Barcelona: la corvina, el cabracho, el jurel, el mero, el rombo, el rodaballo…, y los dos coincidimos en que lo mejor es que se cocinen siempre sin salsa, pues arruinan su sabor; con un chorrito de aceite o aceite y limón es suficiente.

Hay un motivo más por el que me gusta el Pla gastronómico (el resto de su persona no me ha interesado nunca). Tengo un fuerte vínculo con su tierra, el Bajo Ampurdán, donde veraneo desde pequeña y adonde me retiro en numerosas ocasiones. Llofriu, Fonteta, Begur, Pals, Calella… eran su territorio y también el mío. Muchos fines de semana camino por el mercado de Palafrugell y pienso en Pla por entre los puestos que él también frecuentaba.

La cocina y el vínculo con el territorio tienen un impacto socioidentitario tan grande que, en plena estandarización del modelo alimentario provocado por la misma globalización, ahora más que nunca, es un buen momento para recuperar identidades socioculturales.

Me entristece que hayamos abandonado el ritual de compartir todo el proceso de la compra y disfrutar de ello: la visita a productores, la visita al mercado, la conversación con el tendero, la búsqueda de la receta, la cocción de chup-chup... Volver a ese punto podría aportarnos mucha salud física y mental, y mucha más sabiduría.

También me apena la homogeneización progresiva de los alimentos. Tal y como pasa en muchos otros ámbitos, la globalización ha reducido las posibilidades de comer de forma variada y la industria agroalimentaria se ha inventado algunos recursos diabólicos (el azúcar, los aditivos y los monocultivos) que hacen que en todas las casas se coma igual, los mismos productos y de las mismas marcas. Los monopolios van desde las grandes compañías que fabrican los peores ultraprocesados dulces, los cuales encontramos en todos los pasillos del súper, hasta el monopolio de las semillas de cultivo, que dependen en un 80 por ciento de la misma empresa.

No permitas que la globalización nos unifique el paladar y nos uniformice con aditivos usados en todos los botes y paquetes del supermercado. No permitamos que el gran *lobby* alimentario nos atrofie el sentido del gusto.

La mayoría de los mortales consumen una serie de productos que, visualmente, son tan distintos entre ellos que podrías pensar que hay variedad. Pero comer pan, hojaldre, pizza, macarrones, cruasanes o galletas es lo mismo: trigo a todas horas; quizá combinado con maíz si has cogido el paquete de la sección *gluten free* del supermercado.

Hace años que determinados sectores promueven que se consuman productos de la sección *gluten free* en lugar de reconocer que la clave para tener una buena salud es comer fresco y de temporada, y no macarrones de maíz transgénico, masa de pizza de harina de arroz blanco y una infinidad de productos cargados de azúcares, aditivos y conservantes de una industria, la del *gluten free*, que es una de las peores dentro del mundo de la falsamente denominada «alimentación saludable». Nunca he entendido por qué reputadas marcas que venden en todo el mundo han elaborado productos tan infames. Bueno, sí que lo entiendo. Lo que no comprendo es por qué no les prohíben venderlos. ¡Por el bien de los propios celíacos!

En definitiva, en la mayoría de las casas no se come variado, sino que todo se reduce al trigo, el arroz, el maíz y la soja. Casi cualquier cocina solo cuenta con estos cuatro ingredientes; lo único que cambian son los colores de los envoltorios y la cantidad.

Insisto en que una alimentación variada tampoco pasa por el plato de judías verdes con patatas. Comer variado quiere decir probar muchas verduras diferentes —hortalizas, tubérculos— y distintos tipos de pescado, no solo mer-

luza y dorada: cabracho, gallo de san Pedro, jurel, etcétera.
Y descubre las semillas y las especias, y muy importante:
para obtener todos los aminoácidos de la proteína animal,
es dispensable que te comas todas las partes de este, no
solo la pechuga o el lomo. Las partes más gelatinosas del
animal son una fuente muy rica de glicina, un aminoácido
no esencial que ahora hemos descubierto que sí que es fundamental y conjuga y equilibra el exceso del aminoácido
metionina de la carne del músculo. Este equilibrio, según
la última evidencia científica, podría ser esencial para reducir la oxidación que causa el exceso de carne. De todos
modos, lo más seguro es que el problema no sea la carne,
sino la dieta moderna, sobrecargada de músculo del animal y la falta de verduras para acompañar. Si te gusta, aprovecha para comer manitas de cerdo, morro de ternera, cal-
dos de huesos, etcétera.

Alimentarse de forma variada puede ser la mejor decisión que tomes para tu salud. Esfuérzate por hacer pequeños cambios en platos rutinarios. Ve cambiando cada día:
hoy albahaca, mañana orégano y pasado mañana romero.
Y así con todo.

Come de mercado y de proximidad

Ir al mercado te ayuda a conectar con el amor por los alimentos. La concentración de olores te pone los dientes largos y te da el buen rollo suficiente para volver cada semana.

Ir al mercado te permite conocer a productores pequeños de tu territorio, descubrir trucos culinarios de los tenderos, aprender de su sabiduría y conocer de cerca el día a día, y las dificultades también, de los labradores. Escoge bien el mercado y los puestos. De los diferentes mercados que visito a menudo, sé qué paradas son de productores locales, dónde encuentro los mejores precios y quién respeta enormemente los cultivos. Ve a por verdura recién recogida y localiza los puestos de agricultores que venden sin intermediarios. Seguro que a menudo tendrán un excedente de materia prima y comprarás al mejor precio.

Hay que aprender a comprar: buscar, rebuscar, comparar, preguntar y exigir. Y he de reconocer que yo compro bastante online algunos frescos, como la proteína animal, ya que en las tiendas físicas es muy difícil encontrar carne de pasto de buena calidad. Los pequeños productores no suelen tener posibilidades de abastecer a mucha gente, por lo que no cuentan con un gran canal de distribución. Pero sí hay tiendas donde sirven carne de pasto, y son estas las que debemos descubrir o comprar en sus tiendas online. La gente que vive en pueblos de montaña lo tiene más al alcance, claro.

Siempre digo «dime dónde vives y te diré qué salud tendrás». Vivir cerca de un mercado municipal o de un pueblecito con buenos productores no tiene nada que ver con vivir en lugares donde los centros comerciales y los hipermercados son las tiendas de referencia de mucha gente. La salud de las personas de un sitio y otro no tendrán nada que ver. Así que piensa muy bien dónde quieres vivir y haz que te vaya bien. Solemos hacer trayectos muy cortos en nuestro día a día: de casa al trabajo y del trabajo a casa, por lo que, en este camino, cuantos más aliados haya y menos enemigos, mejor. Por eso siempre digo que, si te distraes a menudo buscando en los portales inmobiliarios la vivienda de tus sueños, mira también con el Street View qué tiendas hay en las calles contiguas e imagina cómo sería tu vida allí.

Idealmente, si puedes escoger, es vital que te establezcas en una zona con comercios de proximidad, un mercado o cooperativas de consumo. Otro *match point* es que tengas un gimnasio cerca de casa (si es que te gusta hacer deporte). Y una buena estrategia consiste en que puedas ir caminando al trabajo. Vale mucho la pena que cada día tengas que recorrer una distancia considerable para llegar y puedas hacerla a pie. Todos queremos tenerlo todo a mano, pero hemos de buscar la excusa para dar al menos ocho mil pasos diarios, recuérdalo.

Comprar en un hipermercado en las afueras de las ciudades no es nada recomendable. En estos establecimientos, la fruta y la verdura están medio muertas, pues vienen de la otra punta del mundo y se han producido de la peor manera. Promover el comercio de proximidad nos beneficia a todos. Busca tiendas a granel y pide a quien te atienda ciertos productos que quizá te cueste encontrar en otros sitios.

Pero ¿podemos ir algún que otro día a comprar a grandes superficies? Claro que sí. Yo también lo hago, y te ahorra tiempo y dinero. Sin embargo, la realidad, y lo sabemos todos, es que comer fresco es infinitamente mejor en pequeños establecimientos.

Cuál es la salsa de la vida sana

La gente piensa que la vida sana no tiene salsa, no tiene *push*, no es sexy, no tiene gracia, no tiene nada. Y no es así. La vida saludable tiene más marcha que Mika y Shakira juntos. Porque los *healthy lovers* también toman salsas, ¿o qué te pensabas?

De hecho, los amantes de la alimentación saludable comemos las mejores salsas del mundo, porque, aparte de su buen sabor, están elaboradas con alimentos puros y, sobre todo, no tienen azúcares, emulgentes, almidones ni aditivos nocivos por los cuales pagas fortunas, y más aún cuando te los colocan en las secciones *gourmet*.

Las salsas de las que te hablo están elaboradas con vegetales, fruta seca, aceite de oliva virgen extra, especias, huevo y semillas. Si aprendes a utilizarlas cada día, te advierto que un simple plato de verdura ya nunca será lo mismo y entenderás cómo subir de nivel tu alimentación.

En el plato de verduras de colores, falta lo más importante, lo que acabará de convencerte de que esta alimentación tiene mucha marcha. Son las salsas, semillas y especias, que yo añado a todas mis comidas, siempre, sin excepción.

Eso también ha sido una evolución que quizá compartas conmigo; si no, puedes comenzar de manera escalonada.

Cuando empecé a aderezar mis platos, lo hice de una manera muy sencilla, con sal marina gruesa y pimienta negra recién molida. De golpe, el sabor de mi comida tomó mucha fuerza. La pimienta comprada ya molida no tiene nada que ver con la que mueles al momento en trocitos más gordos. El aroma que desprende esta es mil veces mejor, igual que el café recién molido. Así, con sal gorda y pmienta molida, estuve aderezando mis platos durante muchos años y los disfrutaba de una manera distinta.

En una segunda fase, descubrí las pipas de girasol y las de calabaza, que me echaba en todas partes, y también las tostaba un poquito. Son fundamentales, porque están buenísimas, son económicas y tienen un alto contenido en ácidos grasos insaturados, además de ser una buena fuente de proteína, tener fibra y ayudar al tránsito intestinal, y por si fuera poco destacan por ser ricas en calcio, magnesio y hierro. De modo que, después de la sal y la pimienta, vinieron las semillas, y también el sésamo, que, con un molinillo, convertía en gomasio para reducir un poco el consumo de sal.

Algún tiempo después, tuve una época en la que a todos mis platos les añadía salsa tamari (salsa de soja sin gluten).

Sin embargo, a mí la moda de la salsa de soja me duró muy poco y ahora la tomo de forma muy puntual, porque no la reconozco como una salsa mediterránea, como una con albahaca u orégano.

Después, descubrí el venerado vinagre de manzana no pasteurizado, el gran fermentado, un aséptico antioxidante que nos ayuda a bajar el azúcar en sangre y que genera ácido acético, el cual reduce los niveles de azúcar en sangre (el de manzana, pero también todos los demás vinagres). De hecho, puede reducir el paso del glucosa a la sangre entre un 15 y un 30 por ciento. Se trata de una buena noticia para personas prediabéticas, con síndrome metabólico y diabéticas.

Este ácido acético parece que inactiva de forma temporal la alfa-amilasa, la enzima encargada de trocear los almidones y convertirlos en glucosa. Como te he dicho, este beneficio lo encontramos en todos los vinagres, pero el de manzana, además de tener un sabor más suave y gustoso, destaca también por aportar muchos otros beneficios, como ayudar en la pérdida de peso, favorecer nuestras digestiones (estimula la función de enzimas digestivas), mejorar el estado de la microbiota, matar bacterias y hongos. Aunque menos estudiados, también tiene efectos positivos sobre la salud cardiaca y en caso de padecer síndrome de ovario poliquístico o determinados tipos de cáncer (aunque este es un tema bastante controvertido). Además, es un alimento lleno de vitaminas del grupo A y B y cuenta con minerales fundamentales como el zinc, el fósforo y el calcio.

Yo no lo tomo cada día, pero cuando lo hago diluyo una cucharada en un vasito de agua, y no solo pienso en bajar el azúcar en sangre, sino en preparar el sistema digestivo. Las propiedades antiespasmódicas y antioxidantes del vinagre de manzana son ideales para disminuir problemas digestivos, como flatulencias y espasmos. Es importante, sin embargo, no tomarlo en exceso, porque puede provocar el efecto contrario.

El vinagre puedes añadirlo a la ensalada y no solo tomarlo diluido o con un vasito de agua.

Por cierto, no he utilizado nunca el vinagre de Módena. Me parece un caramelo mal concebido, cargado de azúcares y aditivos, que, además, anula el sabor original del plato. Sobre todo, revisa tu vinagre de Módena, porque son muy pocos los que se elaboran sin edulcorantes, y redescubre urgentemente el buen vinagre, ya sea de vino o de manzana.

Cuando ya tenía dominadas las semillas, el vinagre, el aceite y la sal buenos, llegaron las salsas con mayúsculas. Salsas basadas en vinagre y mostaza, las conocidas vinagretas o salsas basadas en plantas como la albahaca. Cuando comenzó a popularizarse la dieta vegana, las salsas tuvieron un resurgimiento y aprendimos a preparar pesto con otros frutos secos que no fuesen los carísimos piñones. Y nos hartamos de hacer pesto con nueces y alternativas al parmesano gracias a la levadura nutricional.

Mientras pasaba todo eso, yo me hacía dukka en casa habitualmente. El que tenemos ahora en Como Como Foods no se fabricaba en España, por lo que decidí empezar a elaborarlo yo misma, ya que lo encuentro el condimento diez. El dukka es delicioso y crujiente, y te transporta a países exóticos gracias al coriandro, el sésamo y el comino. Además, es totalmente equilibrado, rico en fibra, proteínas y grasas saludables.

Puedes añadir dukka a un plato de verduras o por encima de unos huevos a la plancha, un aguacate, un plato de pescado o de carne. No deja de ser un picadillo de los de siempre, como las avellanas o las almendras, pero con ese toque exótico del coriandro o el comino que te transportan a Marruecos, la India o Egipto.

Es importante tener en cuenta que, para obtener todos los beneficios nutricionales que nos brindan las semillas y la fruta seca, debemos ponerlas en remojo, tostarlas unos minutos en la sartén o molerlas antes de consumirlas para eliminar los antinutrientes.

Por otro lado, se recomienda tomar semillas naturales sin sal y sin freír, y la cantidad ideal sería de unos 20 a 30 gramos al día (una o dos cucharadas soperas), pero dependerá un poco de nuestros objetivos y del tipo de semillas que escojamos.

En el siguiente listado, te daré algunas ideas para que elabores tus propias salsas, con las cantidades que desees. Al equipo de Soycomocomo nos han ayudado a disfrutar de la cocina a otro nivel:

- Vinagreta básica: aceite de oliva virgen extra (AOVE), vinagre de manzana o de vino, ajo, sal y pimienta.

- Vinagreta de mostaza: AOVE, limón, mostaza, sal y pimienta.

- Salsa de yogur o kéfir (tzatziki): yogur sin azúcar o kéfir y limón, aceite de oliva virgen extra, ajo, pepino y menta.

- Salsa de pesto de frutos secos: AOVE, albahaca fresca, zumo de limón, ajo, sal y piñones, que podemos sustituir por nueces, almendras o pipas de calabaza.

- Salsa de aguacate: aguacate, limón, sal y curri.

- Salsa de kale: col kale, nueces, levadura nutricional, AOVE, sal, ajo y pimienta.

- Salsa de albahaca: AOVE, albahaca, sal, ajo y limón.

- Mojo verde: AOVE, limón, coriandro fresco, ajo, sal y pimienta.

Puedes hacer tantos experimentos como quieras con ingredientes como los citados o con otros, como jengibre, ajo negro, orégano, tahína, semillas de girasol o cúrcuma, un epinutriente que hemos descubierto que nos ayuda a metilar (optimizar) la expresión genética, es decir, nuestro ADN. Aparte de las semillas de girasol o la cúrcuma, son grandes metiladores del ADN otros alimentos, como el té verde, la remolacha, los huevos y las verduras crucíferas.

Volviendo a las salsas, cuando hablamos de ellas, no nos referimos solo a salsas verdes. Con los años, he aprendido que las grasas saludables son las verdaderas protagonistas de la película y, así, he ido recuperando la denostada mayonesa, el alioli o la mostaza, reservadas normalmente para días ocasionales, convencida de que eran una comida inadecuada y echada a perder por culpa de la invención del *fast food* y de salsas como el kétchup, la mostaza y la mayonesa de la peor calidad.

Sin embargo, estas salsas, con un AOVE de buena calidad, son una fuente de grasa saludable muy potente, tanto como el propio sabor de la salsa, que no desagrada a casi nadie. Ahora hablo en concreto de la mayonesa, pero tenemos una buena lista de salsas sanas: la olivada, el romesco o el pesto complementan cualquier plato de verdura y proteína. Esta es la grasa saludable que más nos interesa: ¡vinagretas con la grasa de la fruta seca, la grasa del aceite de oliva y hierbas aromáticas!

La misma mostaza, si es casera y buena, es un gran antinflamatorio. Pertenece a la familia de las crucíferas, como el brécol, la col, el rábano o la rúcula, y, al combinarla con sus parientes, se potencia su acción anticáncer. Así que, la próxima vez que prepares algún plato con estos vegetales, no olvides acompañarlo con esta superespecia.

No aísles los nutrientes. El alimento es un todo

De la moda de las calorías hemos pasado a la moda de los macronutrientes. Nos gusta esquematizar nuestra alimentación, pero debemos ver siempre el alimento como un todo. La moda de tomar la clara de huevo separada de la yema siempre me ha parecido un sinsentido, porque la naturaleza presenta el huevo con la yema y la clara, y cada parte nos aporta unos nutrientes determinados; juntos componen el alimento y juntos brindan equilibrio y armonía.

Pasa lo mismo con los macronutrientes. Nos hemos empeñado en categorizar los alimentos en función de los que contengan, pero a menudo estos son ricos en más de un macronutriente. Las legumbres comparten hidratos y proteínas (pero también grasas en menor presencia) y, por tanto, no podemos decir que sean una fuente solo de proteína, pues tienen muchos carbohidratos. Y eso debe tenerse en cuenta porque a menudo tomamos muy poca proteína y otras veces, demasiada. También en ocasiones ingerimos demasiados carbohidratos. Aunque vengan de una fuente saludable, si ingerimos demasiados carbohidratos y llevamos una vida sedentaria, acabaremos engordando, y el sobrepeso es un tipo de inflamación que conllevará otros problemas de salud. No soy partidaria de contar calorías, pero debemos tener un buen conocimiento de los macronutrientes y micronutrientes de cada alimento para clasificarlo en nuestras comidas y menú de la semana.

Aparte de las legumbres, otros ingredientes que pertenecen principalmente a los grupos de macronutrientes y que debemos tener en cuenta son: huevos, pescado, marisco, carnes rojas y lácteos. Todos ellos son ricos en proteínas y en grasa, aunque algunos, como los huevos, los lácteos o el marisco, tengan cantidades más o menos elevadas de carbohidratos.

La cantidad de grasa y de proteína también variará bastante según el tipo de alimento que escojamos o su corte. Por ejemplo, la panceta, las costillas, las aves con piel, pescados como la caballa y la sardina o los huevos tendrán mucha más grasa que el lomo, el filete, la pechuga de pollo o pescados como el bacalao o la merluza. Por consiguiente, tendremos que valorar si incluimos otra fuente de grasa en nuestro día a día, como unas cuantas cucharadas de aceite, o si también añadimos alguna salsa de la vida sana, porque entonces la grasa proviene de distintas fuentes (¡eso es muy bueno!), pero habrá que dosificar la cantidad o las raciones que ingerimos en cada comida.

Un ejemplo: el pato y su grasa son ricos en proteínas y también en grasa; por tanto, en una comida tendremos que tener en cuenta que, si incluimos una buena pata de pato y una ración generosa de verduras con aceite, ya no hará falta añadir una salsa.

Lo de aislar nutrientes también afecta a los alimentos funcionales o fortificados. Queremos creer que ingerimos productos ricos en calcio, en vitamina D o en vitamina B12, pero a veces su base es mediocre y la biodisponibilidad de la vitamina o el mineral, más que complicada. Estarás de acuerdo conmigo en que es mucho mejor comer un plato de arroz que tomarse una bebida de arroz. No pagues por alimentos enriquecidos e intenta comer el alimento entero tal y como te lo ofrece la tierra, y no a través de un pro-

cesado que, muy a menudo, estará cargado de azúcares
añadidos o aditivos innecesarios.

Aprende a leer las etiquetas de los productos

Debemos aprender a leer las etiquetas. Por desgracia, nadie más va a hacerlo por nosotros, pues las famosas aplicaciones para evaluar la calidad de los productos tienen muchas carencias y se basan en criterios erróneos, desde mi
punto de vista.

Así que tenemos que aprender a interpretar las etiquetas y seguir haciendo de Sherlock Holmes del supermercado. Comprar alimentos saludables se ha convertido en un
laberinto tan complicado que es normal que acabemos
agotados y compremos cualquier cosa en cualquier lugar.

A continuación, te ofrezco algunos trucos para que, rápidamente, sepas si lo que compras es correcto o podría ser
mejor.

Para empezar, te recomiendo que mires siempre los
productos por la parte de atrás y que hagas menos caso a la
frontal, donde posiblemente encuentres reclamos confu-
sos como «artesano», «local», «proximidad», «integral»,
«light», «campesino» y un largo etcétera. Muchas empresas intentan hacerlo bien de verdad, aunque hay otras que
buscan tantos galones como pueden para sacar pecho,
pero sus ingredientes las delatan, así que ve directamente a
mirarlos.

INGREDIENTES: Caballa, aceite de oliva virgen extra* (30,3%) y sal marina. (*) De agricultura ecológica.	Información nutricional por 100 g de producto escurrido	
	Valor energético:	1185 KJ/285 kcal
Conservar en lugar fresco y seco. Abrir y consumir adecuadamente. Una vez abierto, conservar en refrigeración y consumir antes de 24 horas.	Grasas	21 g
	de las cuales saturadas:	2,7 g
	Hidratos de carbono	0 g
	de los cuales azúcares:	0 g
	Proteínas:	24 g
	Sal:	1,5 g

1) Lo primero y principal es saber que los ingredientes aparecen por orden según la cantidad. El primero de la lista es el que está en mayor proporción, y el último, en menor. Si quieres comprar chocolate, por ejemplo, es muy importante encontrar el cacao antes que el azúcar en la lista de ingredientes.

2) El azúcar puede aparecer con un montón de nombres distintos, ¡más de cincuenta! Además de azúcar convencional, moreno, panela o de coco, también lo encontramos como sacarosa, fructuosa, dextrosa, maltodextrinas, sirope de agave o de remolacha, azúcar de arenga, aspartamo, sacarina, xilitol, maltitol, etcétera. En general, te recomiendo que no compres ningún producto o casi ninguno que contenga alguno de estos endulzantes.

3) Los productos denominados «integrales» deberían tener como ingrediente principal una harina integral, y no una harina refinada. Esto se reguló así hace unos años, aunque no todas las empresas lo cumplen. Presta atención y no te dejes engañar.

4) Los nombres de los productos pueden alejarnos mucho de la realidad. Un caso real: el pan de trigo sarraceno de algunas grandes superficies solo contiene un 5 por ciento de harina de trigo sarraceno y un 85 por ciento de harina de trigo. Aquí, según el artículo 4 del Real Decreto 308/2019, se nos dice que «se denominará "pan de" seguido del nombre del cereal o cereales que el operador quiera destacar de entre los empleados en la elaboración. A continuación, de cada nombre de cereal se indicará el porcentaje que esta harina representa respecto del total de la incorporada al producto». Las marcas juegan con esta definición tan poco precisa para elaborar las estrategias pertinentes con el objetivo de vender más. Por eso, es fácil encontrar productos como este que menciono.

La industria cuenta con la complicidad del Gobierno, que no regula cosas tan evidentes como esta. En este caso, una persona con sensibilidad al gluten, no celíaca, podría llegar a comprar pan de trigo sarraceno pensando que no lleva gluten, ya que el trigo sarraceno es un pseudocereal sin gluten.

5) Aditivos. Cualquier ingrediente con una E delante y número en una etiqueta es un aditivo. Algunos son necesarios y no resultan perjudiciales, pero los hay que pueden ser muy peligrosos y deben evitarse.

De manera general, te diría que no compres nada que contenga E-621, que es el glutamato monosódico, un potenciador de sabor con actividad neurotóxica, muy habitual en multitud de productos. Ve con cuidado, porque puedes encontrarlo tanto en unas aceitunas como en unos fideos precocinados.

Otros aditivos importantes son los sulfitos, que van desde el E-220 hasta el E-228. Los sulfitos son derivados del azufre que permiten fijar el color y pueden causar irritación intestinal, náuseas y dolor de cabeza, además de ser peligrosos para los asmáticos.

Los nitritos son otros aditivos que hay que evitar. Los encontrarás en innumerables embutidos: lomo, fuet, longaniza y jamón curado. A menudo, con el objetivo de conservar los embutidos, los fabricantes añaden nitritos y nitratos para inhibir la reproducción de la espora de la toxina de *Clostridium botulinum* y también para ayudar a fijar el color. Los nitratos por sí mismos no son tan tóxicos, el problema es cuando se transforman en nitritos y nitrosaminas, que están reconocidos como agentes cancerígenos y destructores de los glóbulos rojos.

El E-102 corresponde al colorante alimentario tartrazina y se encuentra en infinidad de productos: galletas, natillas, panes, harinas, golosinas, cereales para el desayuno, pasteles, sopas, bebidas alcohólicas, refrescos, quesos y mariscos en lata. Este colorante omnipresente se relaciona con la hiperactividad infantil, es liberador de histamina, aumenta los síntomas del asma y causa eccemas y urticaria.

La lista de contraindicaciones coincide en el colorante rojo, la cochinilla o ácido carmínico (E-120). Los encontraremos en algunos yogures, hamburguesas y gelatinas de fresa.

Otros aditivos que también son problemáticos son el E-171 (dióxido de titanio), presente en chicles y caramelos, que puede provocar bloqueo de la respiración celular, daños cromosómicos o riesgo aumentado de sufrir síndrome de intestino irritable; y el E-950 (acesulfamo K), que endulza doscientas veces más que el azúcar y se ha vinculado como potencial cancerígeno, además de causar problemas neurológicos, hiperglucemias, etcétera.

He mencionado toda una serie de aditivos problemáticos, pero también hay otros que no producen efectos secundarios y pueden mejorar la conservación y el poder antioxidante de ciertos productos. Entre ellos, algunos de los más destacados son:

- La curcumina (E-100): colorante natural o sintético que se obtiene a partir de la raíz de la cúrcuma. Lo encontramos en quesos, flanes, postres, salsas…

- Las clorofilas y clorofilinas (E-140): colorante natural de color verde. Se obtiene a partir de ortigas, hierba… Lo encontramos en bebidas, chicles, caramelos…

- El ácido ascórbico (E-330): se utiliza por su poder antioxidante y, de vez en cuando, también en productos cárnicos para evitar la formación de nitrosaminas. Se usa en productos de horno, bebidas, encurtidos y conservas, entre otros.

- Las pectinas (E-440): son espesantes naturales y gelificantes. Se obtienen mediante la extracción de la piel de la manzana, la naranja o la remolacha, y las encontramos en productos que llevan fruta, como mermeladas, postres y dulces.

- El agar-agar (E-406): también es un gelificante natural, espesante y espumante. Se obtiene por extracción de algunas algas marinas y se utiliza en postres, sopas, helados…

- Los extractos naturales ricos en tocoferoles (E-306): se trata de un antioxidante natural que se obtiene de diferentes fuentes, como el germen de trigo o de girasol. Se utiliza para prevenir la degradación oxidativa de las grasas.

6) La cantidad de producto. En la tabla nutricional, siempre se nos presenta el cálculo de la información nutricional a partir de una cantidad de cien gramos de producto o de mil mililitros escurridos. Debemos tener cuidado, porque a veces pensamos que una bebida vegetal lleva pocos gramos de azúcar, pero, si nos tomamos un vaso entero, estamos ingiriendo 250 mililitros. Por lo tanto, tendremos que multiplicar por 2,5 los gramos de azúcar que marca la etiqueta (y lo mismo pasa con un paquete de galletas). Eso nos despista y nos da una falsa imagen del alimento, que tiene más impacto del que pensamos.

De las líneas dedicadas a los hidratos de carbono, mira siempre «de los cuales azúcares», porque estos azúcares son los que más debes controlar, ya que son los que pasan

a la sangre de manera más abrupta. Aquí aparecen los azúcares propios del producto y también lo que se han añadido o liberado por algún proceso de elaboración.

Por eso conviene ir con cuidado con los productos que
indican «sin azúcares añadidos», porque algunos alimentos ya tienen azúcares propios y, por lo tanto, es cierto que
no se les han añadido, pero eso no quiere decir que sean
productos sin azúcares (por ejemplo, una bebida de avena
puede tener hasta 8 gramos de azúcares por 100 ml, debido
al proceso de hidrolización que se necesita para producir-
la). Esto es frecuente en el mundo de las bebidas vegetales.

En lo que se refiere a las proteínas, no hay mucho mis-
terio. Si las cuentas por el motivo que sea, aquí encontrarás
el dato. En general, nos interesa que un producto sea alto
en proteína, porque así será más saciante y, sobre todo,
porque es un macronutriente esencial para la salud osteo-
muscular. Un consejo: cuando compres embutidos, busca
cuánta proteína contienen, pues eso también te dará una
pista de qué proporción de este producto tiene lo que pro-
mete y qué son porquerías de relleno, como almidones o
féculas.

De los embutidos convencionales, hay muchas diferencias: algunos tienen un porcentaje de carne del 40 o del
80 por ciento. En cambio, en los ecológicos normalmente
la cantidad de carne ronda el 80-85 por ciento y contiene el
mínimo de conservantes.

Y en los embutidos también debes tener en cuenta el
contenido de sal. Lo ideal sería entre 1 y 1,2 gramos de sal

por cada 100 gramos, aunque, si hablamos de embutidos curados, este contenido subirá a entre 3 y 5 gramos.

También deberías evitar aditivos como maltodextrina, dextrosa o azúcar. Y, para escoger la mejor opción, fíjate en cómo se ha criado el animal. No es lo mismo el animal ecológico, que pasta y que come forraje, que otro de ganadería convencional, que ha estado en un establo, es sedentario, no tiene movilidad y come pienso de cereales y legumbres, alimentos que no responden a su fisiología. Es importante que se respeten los ritmos de crecimiento del animal.

El último macronutriente que nos queda por comentar son las grasas. Ya hace tiempo que sabemos que las grasas son saludables. Pero, de nuevo, debemos mirar bien de qué tipo de grasa se trata. Habremos de evitar siempre aquellos productos que lleven grasas y aceites refinados (girasol, oliva, palma…) y grasas trans o parcialmente hidrogenadas, aunque estas últimas ya tienen una fuerte limitación en nuestro país, como aparece en el BOE: «El contenido de grasas trans que no sean las grasas trans presentes de forma natural en las grasas de origen animal no puede ser superior a 2 gramos por cada 100 gramos de grasa». Todas estas grasas pueden ser realmente problemáticas para nuestra salud, pues se relacionan con problemas cardiacos, diabetes tipo 2 o accidentes cerebrovasculares.[1]

Las mejores y peores corrupciones

A veces, digo que cocinar a la plancha está sobrevalorado. Nos hemos pasado media vida defendiendo que comer sano consistía en tomar un plato de verdura hervida y un trozo de pollo a la plancha. Y resulta que la comida sana podía ser mucho más rica y, sobre todo, que cocinar a la plancha tiene el gran riesgo de que se nos queme la comida. Hay planchas eléctricas que han publicitado siempre en las que se puede cocinar sin aceite todo tipo de carne y pescado.

Pero resulta que cocinar a la plancha a menudo provoca que se nos pegue la comida. Aparte de perder parte del pescado pegado, la costra que queda es una fuente de tóxicos considerable. Si cocinas a la plancha sin aceite y consigues que la comida no se pegue, perfecto. Si no, es mucho mejor recuperar la sartén y, con un chorro generoso de aceite de oliva virgen extra, freír cualquier tipo de alimento, ya sea carne, pescado o unos huevos. Quizá te preguntes cómo puede ser que recomiende cocinar con aceite caliente. Evidentemente, en la dosis está el veneno; se trata de añadir un chorro generoso, no dos dedos de aceite, que convertirían el plato en un frito poco recomendable.

Aprovecha para echarle siempre a este aceite una pizca de romero en polvo. Tal y como demostró en su tesis doctoral Lucía Redondo, reconocida nutricionista, psiconeuroinmunoendocrinóloga (PNI) y doctora en Ciencias, el romero es la especie que protege mejor el aceite de la oxidación que sufre una vez que recibe el calor del fuego. También hay otras especias que ayudan a reducir esta oxidación, aunque en menor proporción que el romero, como el jengibre, la cúrcuma o el orégano.

Además de evitar tóxicos, las cocciones más suaves y húmedas son respetuosas con los micronutrientes, que son las vitaminas y minerales que queremos conseguir con los alimentos, los cuales, si cocinamos de más, no aprovechamos. En nuestro podio de cocciones y valorándolas todas con la misma intensidad, tenemos las siguientes:

- **Vapor.** Es fantástico, sobre todo para minimizar la pérdida de vitaminas hidrosolubles (por ejemplo, la preciada vitamina C), porque el alimento no está en contacto con el agua. Ahora bien, no dejes que se cocine demasiado. La verdura debe quedar crujiente.

- **Estofado.** ¡Recuperemos el chup-chup de las abuelas! Una olla de cocción lenta es ideal para esta forma de preparación, pero, en cualquier caso, lo que cuenta es que aquí te quedas con todo, con los nutrientes y con el sabor.

- **Salteado.** Solo se requiere un poco de aceite. Si preparas verduras, es muy importante que queden al dente y no se peguen.

- **Al horno.** Nos permite controlar mucho mejor que no se queme el alimento y se puede cocinar con una cantidad mínima de aceite.

Quizá te sorprenda que no te recomiende hervir con agua. Aunque puede parecernos saludable por el hecho de no freír con aceite, si hervimos unas verduras con mucha agua y durante mucho rato, quedarán huérfanas de nutrientes (por ello, sería interesante que aproveches el agua de cocción, ya que gran parte de los nutrientes habrán quedado en ella). Hace años que yo no pongo a hervir nada, sino que salteo con un poco de aceite mezclado con agua (cocción mixta, lo llamamos) para lograr el punto justo del sabor del aceite y que el líquido que mane sea el agua para que no se nos pegue.

Es más importante lo que sale que lo que entra

A veces, no es tan importante comer más huevos que pescado o más legumbres que quinoa. Es fundamental dejar de tomar aquello que nos hace daño sin excepción. Elimina todos los alimentos que te oxidan el organismo. Hazlo de manera progresiva y, cuando hayas comprobado toda la lista, verás cómo te cambia la energía, la flexibilidad, las sensaciones digestivas o la piel, por poner solo algunos ejemplos.

ELIMINA
— Harinas refinadas
— Trigo y alimentos con gluten industrial
— Cereales refinados
— Lácteos industriales
— Alcohol
— Aditivos alimentarios
— Productos ultraprocesados
— Refrescos
— Azúcares: todos los azúcares, ya sea el blanco, el de caña, de panela o de coco, la remolacha o el sirope de agave o arce. No hay azúcar bueno. Si algún día necesitas tomar requesón con miel, disfrútalo y considéralo una excepción.
— Pescados grandes (atún rojo, pez espada/emperador, tiburón, cazón...)
— Aceites refinados
— Embutidos de baja calidad
— Café torrefacto: a diferencia del café natural, este se elabora de tal manera que, cuando se tuesta, se le añade azúcar. Así, se crea una capa de caramelo en los granos que impide que les entre humedad y, de ese modo, se conserva más tiempo. Dado que el café se quema, aparece una gran cantidad de acrilamida, uno de los peores tóxicos que se generan en algunas cocciones, tal y como ha reconocido la OMS.

Veinte consejos para saber qué comer y cómo hacerlo

Este no es un libro de menús y recetas, y es difícil preparar un menú para todo el mundo, ya que cada persona tiene

sus particularidades en función de su estado de salud, genética, preferencias culinarias, referencias culturales y capacidad económica. Por eso, te presento veinte buenas
prácticas para tus comidas de cada día.

**1. No practiques la máxima de comer cinco piezas de fru-
ta y verdura al día.**
La verdura se merece una posición superior a las frutas y, si
quieres que te diga una buena medida para un adulto,
apostaría por cuatro raciones/piezas de verdura y una sola
pieza de fruta al día.

2. Come verduras con arroz, no arroz con verduras.
Es decir, deja de servirte platos enteros de hidratos de carbono. Estos pueden suponer, como mucho, la cuarta parte
de tu plato, y el resto ha de ser verdura y proteína. Y, sobre
todo, prioriza hidratos de carbono procedentes de los tubérculos y raíces (nabo, chirivía, moniato, calabaza), de los
pseudocereales (quinoa, trigo sarraceno) o cereales integrales o semintegrales.

**3. Come verde (ya te lo he explicado en el capítulo de las
verduras) y morado.**
Todo lo que veas morado o casi negro de tanto lila cómete-
lo: berenjenas, arándanos, remolacha, col lombarda, coliflor violeta, rábanos, cebolla morada, granada. Todos estos
alimentos son ricos en antocianinas, un tipo de flavonoides
con un poder antioxidante extraordinario, ya que refuerzan

el sistema cardiovascular, son antivirales y poseen propiedades anticancerígenas demostradas.

4. Opta por cereales o pseudocereales que protejan tu mucosa intestinal y no la dañen.

El gluten inflama, así que, cuanto más lejos lo tengas, mejor. Mi elección para consumir en forma de grano entero, copos o harina es el trigo sarraceno, un pseudocereal que es el mejor compañero de viaje para tus intestinos.

5. Oblígate a revisar si en tu plato hay bastante proteína siempre.

La proteína es más cara que los hidratos de carbono. Este es un motivo clarísimo por el cual llenamos el plato de carbohidratos, sin ninguna otra razón que la de buscar saciedad a bajo precio. Intenta ingerir la proteína adecuada, porque tu músculo lo necesita. Así, sentirás más saciedad y tu salud en general lo agradecerá. Ingiere proteína en cada comida y que esta sea del tamaño de tu mano abierta (para que te hagas una idea, desde la punta del dedo corazón hasta donde empieza la muñeca). Si almuerzas proteína, tendrás menos hambre el resto del día. Soy más partidaria de la proteína animal que de la vegetal, aunque también la como, sobre todo tempe de garbanzos y, ocasionalmente, legumbres.

A pesar de algunas creencias, no podemos encontrar ningún vínculo basado en la evidencia entre las dietas más altas en proteínas y la enfermedad renal, el cáncer o la salud ósea. La alerta de la OMS en 2015 que afirmaba que el consumo de carne de ternera aumentaba el riesgo de cáncer quedó desmontada después de que numerosos expertos e investigadores analizasen que no se puede meter en el mismo saco la carne ultraprocesada, como una salchicha fráncfort, que a la carne fresca. Tampoco se explicaba que el problema no es la carne, sino su cocción, ya que a menudo la quemamos e ingerimos los tóxicos del tostado y del humo sin ser conscientes de ello.

La evidencia actual indica que la ingesta diaria de al menos 1,2-1,6 gramos (por kilo de peso corporal) de proteína de alta calidad es un objetivo ideal para conseguir una salud óptima en adultos, y muy a menudo pasa por la ingesta de proteína animal: pescado, marisco, carne y huevos.

La carne contiene aminoácidos esenciales y compuestos nutritivos de alta calidad, e incluso una ingesta moderada puede aumentar la síntesis de proteínas musculares en hombres y mujeres mayores. Cuando se identifican riesgos para la salud con el consumo de diferentes carnes es porque se ha producido una ingesta elevada de carnes procesadas, como, por ejemplo, embutidos, llenos de dextrosa y nitratos y nitritos, y este tipo de carne sí que aumenta el riesgo de sufrir enfermedades cardiovasculares y diferentes cánceres.

Ten por seguro que la investigación científica apoya la proteína animal como parte de una dieta saludable e integral. En el capítulo siguiente, hablaremos de la carne y su impacto planetario, porque hay mucho que decir.

6. Come pescado y marisco.

Sobre todo, consume pescado azul pequeño dos o tres veces a la semana. En uno de los casos, puede ser un tarro de conserva de cristal con aceite de oliva virgen extra. El pescado azul y el marisco son una fuente de proteínas de alto valor biológico y ricas en omega 3 (ácidos grasos esenciales). Además, contienen todos los minerales necesarios para disfrutar de un buen estado de salud y vitaminas también esenciales. Pese a que el mar está muy contaminado y dentro de unos años quizá estemos consumiendo pescado de piscifactoría, pocos alimentos tienen tanta potencia como ellos, por lo que, si lo ponemos en una balanza, es mejor comer pescado que no comerlo, aunque tenga el riesgo de contener microplásticos y metales pesados del mar.

7. Benditos huevos.

¡Puedes comer cuatro huevos a la semana o al día! El invento del relato del huevo como alimento perjudicial nos ha hecho mucho daño. Los huevos son ricos en colina, una molécula clave en la optimización de las membranas de las neuronas que nos ayuda a mejorar las funciones cognitivas y la memoria. Escoge siempre los huevos cuyo primer dígito del código sea 0 (ecológicos) o de gallinas de pastoreo. Y, sobre todo, ten en cuenta que las tortillas francesas, para que tengan un mínimo de proteína interesante, deben ser de dos o tres huevos.

8. Alimentos con la máxima densidad nutricional.

Hemos valorado los alimentos a partir de sus calorías, pero un alimento sin calorías no tiene por qué ser saludable. Es aquí donde hay que explicar que los alimentos más nutritivos no son los bajos en grasa ni en calorías, y algunos de los que debemos subir al podio de los más nutritivos son aquellos con una densidad nutricional elevada. Nos referimos a la cantidad de nutrientes que nos aporta un alimento respecto a la cantidad de calorías que contiene. El índice ANDI (índice de densidad de nutrientes agregados, por sus siglas en inglés) clasifica el valor nutricional basándose en 34 parámetros y sitúa las crucíferas en lo alto del podio (col, col kale, hojas de mostaza, acelga). Pero, por encima de ellas, hay un alimento que es el rey del mambo y con más densidad nutricional: las vísceras, en concreto, el hígado de ternera o el aceite de hígado de bacalao, un tesoro nutricional. Estos alimentos son los que nos aportan más nutrientes esenciales de todos y, por eso, es tan importante incorporarlos a una dieta con déficits nutricionales. Si te produce angustia comer hígado, hay recetas para preparar paté y enmascarar un poco el sabor. La fruta seca, el perejil, las semillas, el pescado y el marisco también son alimentos con una elevada densidad nutricional.

9. Acostúmbrate a comer a diario pequeñas dosis de grasa saludable.

A la hora de almorzar, toma proteína y grasas, y minimiza todo lo que sean carbohidratos, como cereales, tostadas, fruta o bebidas vegetales. No digo que los elimines, sino que los minimices. Y procura incorporar algún ingrediente rico en proteína (sardinas o caballa en conserva, queso) y grasa (aguacate, aceite de oliva, frutos secos, mantequilla, etcétera).

10. Hablando de grasas…, come ghee.

El ghee es un tipo de manteca clarificada proveniente de la cultura ayurveda, interesante por sus beneficios para la salud cardiovascular, efectos antinflamatorios y capacidad antioxidante. Cuando decimos que es una manteca clarificada, nos referimos a que el agua de la leche se ha evaporado y los sólidos —mayoritariamente proteínas y azúcares— se han apartado, por lo cual solo queda la grasa. El ghee es más saludable que la mantequilla principalmente por dos razones. Por un lado, no contiene lactosa ni caseína, así que las personas con intolerancia a este azúcar o que no digieren bien la proteína de la leche podrán tomarlo sin problema. Y, por otro lado, como se evapora toda el agua, es una grasa mucho más estable, así que se puede utilizar tranquilamente para cocinar siempre que no se superen los 170 ºC.

11. Utiliza aceite de oliva virgen extra para cocinar, condimentar y aliñar.

No consumas aceite de oliva sin más. Si no lleva el apellido *virgen*, quiere decir que es un aceite mayoritariamente refinado, lo que implica que se oxidará mucho más rápido y generará compuestos nocivos.

Aparte del aceite de oliva refinado, los aceites vegetales, como el de girasol, no aguantan nada bien las temperaturas elevadas y se oxidan ante cualquier fuente de calor, por lo que te los tomas oxidados y haces que tu cuerpo también se oxide. Acostúmbrate a hacer mayonesas con aceite de oliva virgen y no frías patatas con ningún aceite vegetal que no sea de oliva. El que mejor aguanta la temperatura, por delante de todos, es el aceite de oliva virgen extra. Es más caro, pero con el tipo de cocción que defendemos utilizarás mucho menos de lo habitual.

12. Toma vinagre de manzana no pasteurizado.

El vinagre de manzana tiene muchísimos beneficios para la salud gracias a dos de sus componentes principales: el ácido acético y la madre del vinagre, rica en enzimas, bacterias y proteínas. Aconsejamos tomar vinagre de manzana con las ensaladas o una cucharada disuelta en medio vaso de agua antes de las comidas. Te ayudará a hacer la digestión y a disminuir el azúcar en sangre, tiene propiedades antibacterianas y antivirales y alivia el reflujo. ¡Es un nuevo elixir de la juventud!

13. ¡Come fermentados cada día!

La fermentación, presente en muchas culturas desde la antigüedad, enriquece nuestra salud a otro nivel.

Los alimentos fermentados nos ayudan a tener una mejor salud digestiva y son muy ricos en enzimas, vitaminas y minerales. Los fermentados nos ayudan a conseguir una mayor diversidad bacteriana, algo que a todos sin excepción nos hace mucha falta en el mundo de hoy, porque el estrés y el suelo empobrecido por la manera en que cultivamos los alimentos nos ha dejado un intestino desprovisto de esta diversidad de bacterias. Así pues, nos hace falta un chute extra en forma de alimentos fermentados.

Oblígate a comer alimentos fermentados cada día, como el vinagre de manzana, kimchi, chucrut, miso, tempe y kombucha. Si tomas lácteos, también son una buena opción fermentados como el yogur, el kéfir o el queso. Eso sí, mira siempre que sean sin pasteurizar.

14. ¡Come germinados cada día!

Los germinados son semillas de leguminosas, cereales u hortalizas capaces de generar vida que se presentan en su momento álgido, a punto para transmitir una nueva generación de vida vegetal. Es en este punto donde encontramos la planta con un alto contenido en enzimas, con más vitaminas y minerales, y así refuerza nuestro sistema inmunológico y nos protege del estrés oxidativo con mucho más potencial que la misma verdura ya madura. Un germinado de brécol puede tener hasta cien veces más sulforafano que el brécol fresco. Igual que los fermentados, los germinados también nos ayudan a regenerar la microbiota y a mejorar la digestión, son desintoxicantes y estimulan el metabolismo y los jugos gástricos.

15. ¡Come encurtidos!

Los encurtidos son vegetales u hortalizas que han sido sometidos a un proceso de conservación (vinagre o agua con sal) que les permite fermentar por sí mismos y alargar su vida útil. A diferencia de los fermentados, no tienen las bacterias vivas, pero igualmente favorecen la regeneración de la microbiota y ayudan a la digestión de los alimentos, sobre todo si se han encurtido con vinagre. Los mejores encurtidos (que podemos elaborar en casa o comprar) son: aceitunas, pepinillos, alcaparras, cebollitas, coliflor, berenjena, remolacha roja, guindillas, etcétera.

16. Come frutos del bosque (arándanos, moras, frambuesas).

Tienen efectos muy beneficiosos para todo el organismo: piel, células y neuronas. Ahora bien, revisa no solo que sean ecológicos, sino también que provengan de producciones pequeñas. Al parecer, hay un cultivo nefasto de arándanos por culpa de la moda imperante y supone un problema de abuso de tierras y de esclavitud, similar a lo que ocurre en los invernaderos del sur de España con el cultivo de fresas o en México con la deforestación a causa del cultivo del aguacate.

17. Come una buena variedad de setas cuando sea temporada.

Las setas son un tesoro nutricional de nuestros bosques. Nos aportan fibra, vitaminas A, C y B (sobre todo, niacina y riboflavina) y minerales, especialmente selenio, calcio y magnesio. Y seguro que ya sabes que también son ricas en vitamina D, que tanto echamos en falta y que absorberemos mejor si exponemos unos minutos las setas (sean las que sean) al sol: ponlas en un plato y haz que les dé el sol directo, sin ningún cristal de por medio.

18. Acostúmbrate a comer microalgas.

Sobre todo chlorella, la mejor para eliminar los metales pesados del cuerpo, y espirulina, rica en proteína. Estas dos algas estimulan las células madre y, por tanto, son un alimento excelente para tener un envejecimiento saludable. Deberían tener cuidado las personas veganas o con un consumo limitado de proteína de origen animal, porque las algas (en especial la espirulina) pueden actuar como análogas de B12 (formas de B12 inactivas), lo que implica que los resultados de esta vitamina en un análisis de sangre podrían no ser precisos.

19. No olvides nunca las finas hierbas, las hierbas y las especias en la cocina.

No solo te aportan sabor, sino mucha salud. Mis preferidas son las siguientes:

- Perejil: ¡de los alimentos más ricos en vitamina C! La vitamina C aumenta la biodisponibilidad del hierro, así que es una muy buena idea acompañar de esta superespecia los platos de legumbres u otros ricos en hierro.

- Romero: la más antioxidante. Ya te he hablado antes de por qué me encanta esta especia. Añádela siempre que puedas al aceite en el momento de cocinar, así te asegurarás de reducir al máximo su oxidación.

- Albahaca: queda bien en todas partes. Es digestiva, carminativa, diurética y ligeramente sedante.

- Orégano: la especia antibacteriana por excelencia. Su aceite se utiliza muchas veces para tratar infecciones, disbiosis, candidiasis...

- Coriandro: quelante de tóxicos y metales pesados, en especial del mercurio. Una muy buena idea es añadirlo a platos con ciertos niveles de metales pesados, como el pescado o el marisco.

- Azafrán: el prozac natural. El azafrán es un gran antidepresivo y también ayuda a reducir la ansiedad y el estrés. Además, deja un gusto exquisito en los platos.

- Comino: la especia que nos ayuda a mejorar las digestiones. Tiene efecto carminativo e impide la inflamación abdominal. Bien lo sabían los que inventaron el humus.

- Cúrcuma: la más antinflamatoria. Se recomienda combinarla con pimienta negra a fin de mejorar su absorción. Puedes utilizarla para preparar platos exóticos, como curri, o la famosa bebida vegetal cúrcuma *latte*.

- Canela: la que nos ayuda a regular los picos de azúcar en sangre reduciendo la glucosa posprandial. Es ideal tanto en platos dulces como salados.

- Jengibre: incrementa nuestra energía y nos aporta calor. Destaca también especialmente por ser útil para combatir las náuseas, por eso es una de las especias que más se recomienda a las embarazadas.

Hay muchas más y todas son saludables: cardamomo, anís estrellado, vainilla, etcétera.

20.   Toma caldo de huesos todos los días del año que puedas.

Es casi un milagro. Nos aporta vitaminas A y K2, minerales como el zinc, el hierro, el boro, el manganeso y el selenio, así como ácidos grasos esenciales. En los huesos y cartílagos, encontramos colágeno, una proteína del cuerpo formada principalmente por tres aminoácidos no esenciales (es decir, que el propio cuerpo es capaz de sintetizar, siempre y cuando las condiciones sean óptimas): la glicina, la lisina y la prolina. Es recomendable utilizar huesos de carne de pasto o ecológica y escoger siempre aquellos ricos en colágeno, como las patas de pollo u otras partes cartilaginosas. Otra recomendación es que incorpores un chorrito de vinagre de manzana al caldo: ayudará a la desmineralización de los huesos y conseguiremos que pasen al caldo más minerales y colágeno.

El caldo de huesos nos ayuda a tener una buena salud de piel, cabello y uñas, reduce la inflamación, mejora la absorción de los nutrientes y, además, gracias a la glutamina, nos ayuda a prevenir la permeabilidad intestinal, ya que mantiene la pared intestinal y cuida del revestimiento mucoso del tracto digestivo.

Yo, que siempre he tenido problemas de permeabilidad, noto muchas más mejoras tomando caldo de huesos que con cualquier probiótico. Además, nos ayuda en pautas de pérdida de peso, ya que es muy saciante y tiene pocas calorías.

Los *cincuenta ingredientes* top *que encontrarás en mi cocina*

He hecho una selección sencilla de todos los alimentos que siempre tengo en la despensa y en la nevera para que te sirva como hoja de ruta. Puedes adaptarla a tus gustos y necesidades. Los alimentos no son extraños y pueden encontrarse con facilidad.

En mi despensa y en mi nevera intento contar con una buena cantidad de alimentos básicos para que siempre pueda combinarlos con las comidas y sean mis aliados cuando me entra hambre de repente o no tengo tiempo de preparar recetas elaboradas.

La clave para tener una despensa saludable es que no entren productos inadecuados, como salsas y aquellos que están llenos de azúcares y aditivos. Cuando voy a casa de la gente y, por casualidad, veo su armario o estantería de la cocina, me doy cuenta de lo diferente que podemos llegar a comer las personas aunque vivamos en el mismo país, en la misma ciudad y en el mismo barrio, donde tenemos las mismas tiendas de referencia. Y entiendo que todo es posible, pero que todo está aún por hacer, porque la industria continúa colándonos todo lo que quiere y más.

Esta es mi lista de imprescindibles. Algunos son alimentos secos y otros, frescos:

1. Aceitunas
2. Aceitunas ecológicas
3. Aguacate
4. Ajo y ajo negro
5. Albahaca
6. Alcaparras
7. Almendras
8. Apio
9. Arroz semintegral
10. Arroz vaporizado
11. Cacao en polvo
12. Café ecológico en grano
13. Cebolla
14. Chlorella
15. Chocolate 85 por ciento, 90 por ciento, 99 por cien y 100 por cien
16. Chucrut

17. Crucíferas (col, col lombarda, kale, brécol, coliflor, rábanos)
18. Cúrcuma
19. Dukka
20. Espirulina
21. Frutos rojos
22. Germinados
23. Ghee o manteca
24. Grano, harina o copos de trigo sarraceno
25. Granola
26. Harina de almendras
27. Infusiones ecológicas
28. Jamón ibérico o jamón dulce ecológico
29. Jengibre
30. Kombucha
31. Lentejas pardinas
32. Limón
33. Mostaza
34. Nueces pecanas y de Brasil
35. Olivada
36. Orégano
37. Pepinillos
38. Pepino
39. Pesto
40. Pipas de calabaza
41. Pipas de girasol
42. Queso de cabra o de oveja
43. Romero

44. Sal de manantial
45. Semillas de sésamo
46. Tahína
47. Verduras amargas (rúcula, escarola, acelgas, canónigos)
48. Vinagre de manzana no pasteurizado
49. Yogur o kéfir de cabra o de oveja
50. Zanahorias

LOS TÓXICOS

Este apartado requeriría un libro entero, porque llevo ahondando en el tema de los tóxicos que nos rodean desde hace unos cuantos años y sé que seguiré aprendiendo cuanto más avance la ciencia. Hoy en día, aún no podemos medir el impacto de los tóxicos en nuestra salud. Nadie ha estudiado el cóctel de manera aislada, pero por separado sí que tenemos evidencia más que contrastada de que algunos tóxicos pueden aumentar la incidencia de cáncer de la población, por poner solo un ejemplo. Los tóxicos son especialmente complicados porque nos hallamos expuestos a ellos de forma continuada, son bioacumulables, persistentes y los transferimos de una generación a otra, tal y como ha estudiado el médico Nicolás Olea, el gran experto en tóxicos de nuestro país. Olea no está solo en esta cruzada.

Tal y como ha explicado en diferentes ocasiones el epidemiólogo Miquel Porta, una parte preocupante de los trastornos y enfermedades crónicas o degenerativas, como las cardiovasculares, ciertos cánceres, la infertilidad, la diabetes, el párkinson o el alzhéimer, se debe a las mezclas de contaminantes químicos artificiales.

Los tóxicos están por todas partes, por eso resulta tan difícil controlarlos y tan desesperante hablar de ellos. Las principales fuentes por las que llegan a nosotros son la alimentación, el agua, el aire, la contaminación acústica, la contaminación lumínica, la ropa, la cosmética y los productos de limpieza. Pero la lista se alarga si tenemos en cuenta los contaminantes que puede haber en el interior de una vivienda: pinturas, ambientadores, insecticidas, lacas, disolventes de esmalte, tintes y componentes sintéticos, poliéster, betún, cola, medicamentos, etcétera.

En los últimos treinta años, se ha reducido un 80 por ciento la población de abejas en Europa. Las dos causas son la intensificación de las prácticas agrícolas y el uso generalizado de pesticidas y fertilizantes sintéticos, y eso es solo la punta del iceberg. Estudios recientes elaborados por decenas de entomólogos aficionados de Alemania demuestran que la mano humana puede convertir el planeta en un terreno inhóspito y evidencian que producir alimentos ecológicos no solo beneficia la salud de las personas, sino que también es vital para la supervivencia del planeta.

Lo que está clarísimo es que el impacto en el medioambiente y en la salud de las personas es radicalmente diferente si hablamos de agricultura y ganadería intensivas o extensivas. La agricultura y la ganadería industriales son la causa principal de la pérdida de biodiversidad y están erosionando el suelo.

La industria del cerdo y la exportación de frutas y verduras cultivadas en invernaderos del sur del país son dos grandes ejemplos del tipo de ganadería y agricultura que estamos practicando, incompatible con los objetivos del cambio climático y que ya son dos de las principales chimeneas de CO_2, aparte de que el sistema capitalista tiene la vocación de exportar a precios baratos, y eso implica sueldos bajos y malas condiciones laborales, como ha denunciado tantísimas veces la ONG Justicia Alimentaria Global.

La contaminación por exceso de nitratos es un problema ambiental presente en muchos países y el responsable del mal estado de las aguas subterráneas, que provoca la muerte de la vida acuática y problemas de salud. La OMS recomienda que la cifra de contaminación por nitratos no supere los 50 milímetros para la salud. Pues bien, hay poblaciones que multiplican por seis esta cifra. Esto a menudo sucede por el exceso de cultivos en invernaderos, en los que se utilizan fertilizantes de forma masiva y en muy poco espacio.

Por eso, soy partidaria de la agricultura y la ganadería ecológicas y regenerativas, dos conceptos que no suelen ir de la mano, pero que reúnen los requisitos indispensables para que hagamos del planeta un lugar coherente y nuestros cultivos supongan una oportunidad para que el sistema se retroalimente, genere biodiversidad y se proteja a sí mismo.

El modelo regenerativo, tal y como indica su nombre, regenera los recursos naturales del espacio que se utiliza; por tanto, en él se utilizan todos los recursos y procesos sistémicos de una finca. Todos los seres vivos que habitan en ella serán los responsables de obtener energía del suelo, aportar materia orgánica y minerales al suelo y a las plantas, retener el agua de lluvia y proporcionar alimento. Las mismas plantas, con toda su riqueza, estarán bombeando constantemente materia orgánica en ese terreno.

Y con este sistema aumenta la capacidad de retención de agua y se recupera la estructura del suelo.

Este concepto va más allá de la agricultura y la ganadería ecológicas, que no tienen esta mirada holística del ecosistema y que, en mi opinión, quedan un poco atrasadas.

En el caso de los animales, con el modelo regenerativo se garantiza que estos dispongan de un prado limpio que les ofrezca los recursos de máxima calidad en cada época del año y que ellos mismos sean la herramienta principal para generar ese prado y mantener la máxima productividad. Además, se trata de un tipo de ganadería que ayuda a preservar las zonas despobladas del mundo rural y, por si fuese poco, mantiene limpios los bosques, lo que ayuda a prevenir incendios. Los animales comen la vegetación, que es el gran combustible del fuego, y así la tienen controlada.

Tanto la agricultura ecológica como la ganadería ecológica o de pasto son mejores que las que siguen el modelo convencional o intensivo. Lo que importa es valorar también este concepto de pasto, que, en función del animal, querrá decir que su alimentación se basa esencialmente en hierba y forraje, y no en cereales.

Un estudio dirigido por la Universidad de Lérida y realizado en la explotación ganadera de Cal Tomàs, en Pobla de Segur, constató que la carne de animales engordados a base de pasto es más saludable que la de aquellos engordados con pienso. Los animales alimentados con forraje suelen tener un mayor contenido de ácidos grasos polinsaturados, en especial de omega 3. Cal Tomàs, en el momento en que escribo este libro y después de haber hecho sus propios estudios, se halla en plena transición de la ganadería ecológica a la regenerativa.

En la otra cara de la moneda, tenemos los monocultivos, los monopolios, las constantes exportaciones y las macrogranjas, uno de los grandes problemas de la ganadería en España. A menudo, se dice que debemos consumir menos carne porque es la gran culpable de la contaminación planetaria. Ya que hablamos de macrogranjas, hablemos del negocio porcino, pues estas suelen ser de cerdos. El culpable en realidad no es el cerdo, sino el sistema que hemos creado. Las macrogranjas que tenemos en España son las máximas responsables de las emisiones de tóxicos como el amoniaco y el metano. Solo en 2019, las macrogranjas emitieron 96.000 toneladas de metano.

En Extremadura, por ejemplo, tienen un modelo ejemplar, y la cría extensiva y en explotaciones pequeñas o medianas, sumada a una normativa exigente, frena cualquier

posibilidad de hacer negocios basados en la ganadería su-
perintensiva, como pasa en buena parte del resto de España.

Valora si quieres comer más o menos carne, pero a la
hora de tomar la decisión ten en cuenta que el origen de
esta carne es clave para ti y para el planeta. No tiene nada
que ver consumir un cerdo criado en una dehesa y ali-
mentado con bellotas que comer cuatro veces a la semana
un cerdo contaminado que vive en condiciones lamenta-
bles, sin luz ni movilidad, y que es fuente de tanta contaminación.

Otro de los grandes retos, aparte de frenar la contaminación, es cambiar el modelo que hoy genera tanto despil-
farro alimentario. Hay diversas causas: la falta de planifica-
ción, las pérdidas en las cosechas por el control de precios
y el derroche en las propias casas y negocios. Desperdiciar
comida es uno de los problemas más grandes del sistema
alimentario actual.

Entre el 8 y el 10 por ciento de las emisiones de gases de
efecto invernadero a escala global se deben a ello.

No cabe duda de que podríamos plantear mejoras en el
sistema agrícola si, en paralelo, resolviéramos el despilfa-
rro alimentario del planeta evitando que se desechen tantí-
simos alimentos a lo largo de la cadena alimentaria que siguen siendo perfectamente comestibles y adecuados, pero
que ni la industria ni los consumidores quieren, por lo que
acaban descartados como residuos.

También mejoraría todo si limitásemos las exportaciones, ya que el impacto ambiental de enviarlo todo fuera es

escandaloso. Además, se vende a bajo precio, y esto convive con la pérdida alimentaria. ¿Cómo es posible que exportemos tanto, aquí no tengamos alimentos ecológicos para consumir y, encima, haya muchos agricultores y ganaderos con un excedente tan grande de producto que acaba estropeándose? El mundo que hemos creado es deprimente.

El impacto de los tóxicos en la salud individual

La lista de tóxicos que llegan a la cadena alimentaria es extensa: pesticidas, herbicidas, nitritos y numerosos conservantes y aditivos químicos, que son claramente nocivos para nuestro organismo.

Ya hay estudios muy solventes al respecto publicados en *PLOS Medicine, Environmental Research, Nature* o *The Lancet Planetary Health*, y el Institut de Salut Global (ISGlobal) de Barcelona ha participado en muchos de ellos.

Uno de los últimos estudios del ISGlobal confirma que una exposición a determinados contaminantes durante el embarazo y la infancia —parabenos, ftalatos y sustancias perfluoroalquiladas (PFAS), presentes en la comida, las bebidas, la cosmética, los fármacos y los productos de limpieza— se asocia con una disminución de la función respiratoria infantil y un adelanto de la etapa de la pubertad, el incremento del riesgo de peso bajo al nacer y el riesgo de obesidad infantil, entre otras cosas.

La ingeniera agrónoma María Dolores Raigón, catedrática de Edafología y Química Agrícola en la Universidad Politécnica de Valencia, ha realizado decenas de estudios nutricionales con su equipo de la universidad en los que analizaban la fruta y la verdura ecológicas. En ellas, con respecto a las convencionales, siempre ha encontrado una cantidad más elevada de minerales como el potasio, vitamina C, calcio o hierro, e incluso más cantidad de proteínas que en la carne de conejo o en los huevos.

Otra línea de investigación, publicada en el libro *Health Benefits of Organic Food: Effects of the Environment*, indica que los alimentos ecológicos tienen más calidad y seguridad alimentaria, y presentan un perfil nutricional más interesante en lo que se refiere, por ejemplo, a la presencia de ácidos grasos polinsaturados en las carnes y productos lácteos.

Ahora bien, no compres alimentos ecológicos sin asegurarte de que su productor ha seguido procesos saludables y sostenibles en su elaboración. Mucha comida ecológica sale hoy en día de invernaderos, cuyas condiciones artificiales han hecho, por ejemplo, que podamos comer fresas todo el año. Y eso es un contrasentido. Ante las trampas de la moda de lo ecológico, la gente, a menudo engañada, opta por comprar a un pequeño productor que tiene las tierras cerca de casa. Pero yo te diría que no te rindas y que encuentres al pequeño productor cerca de casa, pero que apuestes por un modelo ecológico o regenerativo. Y, si tienes espacio, ganas y tiempo en casa, la mejor solución es que cultives tus propias hortalizas, sin recurrir a ninguna sustancia tóxica.

La contaminación del aire

El ISGlobal y el profesor Jordi Sunyer, en particular, a mí me han cambiado la vida. Jordi Sunyer es uno de los investigadores de casa cuyos estudios han tenido más repercusión en todo el mundo. Su especialidad es el impacto de la contaminación atmosférica y ha demostrado que el diésel de los coches afecta a la salud de toda la población, en especial al cerebro de los niños: les afecta neurológicamente en el aprendizaje y en la memoria, y los hace más vulnerables a la obesidad.

Recuerdo unas palabras muy sabias de Jordi Sunyer cuando comenzaba mi proyecto. Yo vivía en un barrio muy ruidoso y llevaba a mi hija a una guardería situada en una intersección muy transitada de la ciudad. Jordi me dijo: «No te preocupes tanto por si dan tilapia a tu hija en la escuela y huye de la contaminación del tráfico rodado». Ese consejo se me quedó grabado a fuego y, aunque por obligaciones laborales no podíamos irnos demasiado lejos de Barcelona, al cabo de poco tiempo ya vivíamos cerca de la naturaleza y la niña iba a un colegio con un espacio verde enorme.

Las partículas en suspensión, el óxido de nitrógeno derivado del tráfico rodado y el ozono ocupan las primeras posiciones de contaminantes en el aire. En las zonas rurales, se suma el benzopireno, emitido por la quema de leña de calefacciones de este tipo. El humo de la quema de leña (como el de una chimenea) está formado por una mezcla de gases y partículas finas, así como otros contaminantes atmosféricos, como el formaldehído, el benceno o los hidrocarburos aromáticos policíclicos, que ya hemos comentado anteriormente.[2]

Durante años, no se ha explicado la dramática relación entre los casos de ictus o muertes con la contaminación atmosférica. Los datos sobre la mortalidad a causa de la contaminación son tan bestias que las Administraciones los han tenido guardados en un cajón, en especial los que hacen referencia a bebés y niños pequeños.

La Agencia Europea de Medio Ambiente calcula que las partículas en suspensión producen más de trescientas mil muertes prematuras al año y que la mala calidad del aire agrava enfermedades ya existentes. Y un estudio de *The Lancet* atribuye el 50 por ciento de las muertes producidas por contaminación al aumento de las enfermedades cardiovasculares.

Otro estudio de impacto en salud ha estimado por primera vez la carga de mortalidad atribuible a la contaminación del aire en más de mil ciudades europeas. Los resultados, publicados en *The Lancet Planetary Health*, indican que, si todas las ciudades analizadas fuesen capaces de cumplir con los niveles de PM2,5 y NO_2 recomendados por la OMS, podrían evitarse 118.000 muertes prematuras cada año. Los peores datos de mortalidad relacionada con el NO_2, un gas tóxico asociado fundamentalmente al tráfico rodado, se encuentran en ciudades grandes de países como España, Bélgica, Italia o Francia.

Así que cualquier medida que elimine los coches de las ciudades me parecerá bien. Sunyer ha dado mil y una ideas durante muchos años al respecto, y parece que poco a poco vamos haciéndole caso o, como mínimo, vamos copiando métodos pioneros de otras ciudades europeas.

Hay decenas de estudios que demuestran que vivir cerca de una zona verde nos protege mucho más la salud que si vivimos entre asfalto. Más allá de la menor presencia de micropartículas de NO_2, existen estudios que hablan de los enormes beneficios que tiene, sobre todo entre niños y ancianos, vivir cerca de una zona ajardinada, por pequeña que sea.

La naturaleza urbana sirve para absorber las partículas nocivas, y ver los árboles y plantas reduce el estrés visual y cerebral que provoca el paisaje de una gran ciudad. También hay numerosos estudios que explican que vivir en entornos verdes reduce un 16 por ciento las posibilidades de sufrir un ictus y, en el caso de las mujeres, de tener síndrome premenstrual.

Piensa bien en dónde vives. Quizá estés a tiempo de tomar una decisión y mudarte.

El agua y los tóxicos

El agua genera un debate eterno porque es difícil encontrar la mejor solución para evitar los tóxicos. El agua del grifo contiene nitratos, cloro, metales pesados —plomo, cobre, arsénico—, compuestos orgánicos volátiles (COV), microplásticos, bacterias y virus, pesticidas, herbicidas, como la atrazina, y nitratos provenientes de la contaminación por actividades agrícolas, así como compuestos químicos como el perclorato.

Y cloro, mucho cloro, y químicos derivados de este, como los trihalometanos, que no solo bebemos con el agua, sino que también ingerimos a través de los alimentos e inhalamos por los compuestos clorados volátiles; por ejemplo, la piel los absorbe cuando nos duchamos con agua clorada o nos bañamos en una piscina. Hay algunos estudios que vinculan los trihalometanos con un riesgo más elevado de sufrir cáncer.

¿Y cómo llegan todos estos tóxicos al agua de casa? La industria es la principal responsable, ya que genera residuos con todas estas sustancias que llegan a los ríos y contaminan las aguas subterráneas.

Evidentemente, el agua no es igual en todas partes y lo ideal es que conozcas bien la que tienes en casa y tomes decisiones en función de su calidad.

La realidad es que las Administraciones no muestran ningún tipo de interés por esta cuestión, y muchos, seguramente por ignorancia, son capaces de decir que se trata de un debate elitista.

Para mí, los filtros de osmosis inversa siempre han sido la mejor solución, con el único problema de que esta no solo retira los tóxicos, sino también todos los minerales presentes en el agua, como el calcio o el magnesio. Sea como sea, es primordial que filtremos el agua de casa, aunque no preservemos sus minerales, los cuales te explicaré cómo reincorporar más adelante. Además, creo que con la osmosis (que puedes reinstalar si cambias de vivienda) ahorras comprar una cantidad ingente de garrafas de agua de plástico, que no solo son nocivas para ti, sino para el planeta.

Sin embargo, hay que tener en cuenta que los sistemas de osmosis requieren un consumo elevado de agua para limpiar la que acabarás utilizando. Si optas por la osmosis, revisa que el fabricante gaste un litro o dos por litro de agua osmotizada como máximo. Los hay que necesitan doce litros para conseguir un litro de agua limpia, y eso es inadmisible.

Además, actualmente hay filtros de carbono activo bastante interesantes y más económicos que el sistema de osmosis. Como digo, es importante conocer la dureza y características del agua de la zona en la que vives. Quizá en Barcelona es mucho más necesario escoger un sistema de osmosis que hile muy fino, mientras que en otras zonas no.

El agua de osmosis es muy baja en minerales. Por eso, siempre me gusta tener agua de mar de calidad en casa para mezclar con la de osmosis. Esta combinación puede compensar un déficit de minerales a causa del agua, pero también debido al actual sistema de agricultura intensiva, que desequilibra el contenido en minerales de los suelos empobreciéndolos de ciertos minerales, como el magnesio.

El agua embotellada en plástico no es mejor

Como explica el investigador Nicolás Olea en el libro *Libérate de tóxicos*, las grandes compañías han encontrado en la venta de agua embotellada una oportunidad excelente de expansión ahora que parece que los refrescos enlatados no crecen al ritmo que querrían. En cambio, el agua en botella crece un 10 por ciento anual, y sus ventas en España se han recuperado después de unos años de crisis: consumimos 120 litros de agua embotellada por persona al año. Pero ¿es saludable el agua de una botella de plástico? Olea, siguiendo un trabajo realizado en 2008 por los alemanes Martin Wagner y Jörg Oehlmann, decidió, junto con su grupo de investigación de la Universidad de Granada, llevar a cabo un estudio para valorar la actividad hormonal que hay en el agua de las botellas. Las conclusiones del estudio, publicado en la revista *Environment International*, fueron que nueve de cada diez marcas de agua embotellada son estrogénicas.

Seguro que has oído hablar de los disruptores endocrinos, químicos capaces de mimetizar nuestras hormonas y, por consiguiente, alterar el funcionamiento de nuestro organismo a nivel metabólico e inmunitario y que también pueden ocasionar problemas de asma, infertilidad, etcétera.

Estamos expuestos a los disruptores endocrinos a diario, ya que los estudios indican que el 95 por ciento de la población los tenemos en el cuerpo, y no es de extrañar, porque hay mil productos químicos con capacidad disruptora presentes en el agua, la comida, la cosmética, los utensilios de cocina, como los tápers o las sartenes antiadherentes, las latas, etcétera.

En el caso del agua embotellada, los disruptores proceden del plástico PET (polietileno tereftalato), un polímero termoplástico con el que se fabrica el 80 por ciento de las botellas de agua. Al PET se le añaden sustancias químicas denominadas «ftalatos» para dotarlo de color y otras características.

Así pues, las alternativas son claras: o bien compramos agua mineral en botella de cristal, o bien ponemos un filtro para eliminar los tóxicos del agua del grifo, pues, si no filtramos el agua, el filtro seremos nosotros.

Los tóxicos en la cosmética

En el sector de la belleza, entramos en un universo de texturas, aromas y olores que conviven con los tóxicos y con un *greenwashing* de todo aquello que nos venden como natural. No es fácil aprender a leer las etiquetas de los cosméticos, aunque en eso tiene todo un máster la periodista Nina Benito, fundadora del portal Orgànics Magazine y una gran experta en tóxicos y cosmética de España.

A modo de resumen, tenemos que aprender una pequeña lista de ingredientes que debemos evitar:

- Parabenos, que son disruptores endocrinos y se relacionan con el cáncer de mama.
- Ftalatos, también en el punto de mira por ser posibles cancerígenos.
- Vaselinas y parafinas derivadas del petróleo, como los *mineral oil, paraffinum liquidum, petrolatum*, cera microcristalina y otros nombres acabados en *-ona*, *-ticona* y *-siloxana*.
- Ingredientes que acaben en *-eth* y *-peg*: son emulsionantes derivados del petróleo usados en jabones y champús para mejorar la viscosidad. Estos productos se han visto sometidos a un proceso con óxido de etileno y pueden quedar restos. Este componente está prohibido por la Unión Europea porque tiene actividad carcinógena, pero los restos de impurezas no están controlados. En general, es difícil de investigar, y lo mejor para tener garantías de que no se utilizan estos ingredientes es que las marcas de cosmética estén certificadas con sellos como Cosmos Organic.

Hasta hace un tiempo, había siete certificadoras europeas; por ejemplo, Ecocert. Ahora, casi todas recaen bajo Cosmos, que cuenta con los sellos Cosmos Natural y Cosmos Organic, aunque lo riguroso es tramitar el segundo, porque bajo el paraguas «natural» cabe mucha cosa y no es tan estricto. Así pues, los sellos más exigentes hoy en día son Cosmos Organic, Demeter, el sello estadounidense USDA y el español BioInspecta.

El sello Ecolabel es el oficial de la Unión Europea, pero es muy permisivo con algunos tóxicos. Eso deja en manos de las empresas privadas la certificación de los productos y abre la veda a innumerables sellos inventados por las propias compañías sin ningún aval ni control oficial. Los consumidores hemos sido víctimas de estos engaños y ante cualquier sello estampado en un tarro o en un paquete teníamos la sensación de que este sería el mejor. Pero cada vez estamos más al quite de todos los engaños y ya no es tan fácil enredarnos.

Diez consejos para reducir los tóxicos de nuestro organismo

Tenemos que hacer un esfuerzo para eliminar los metales pesados del cuerpo: aluminio, plomo, mercurio y cobre. Son tóxicos que pueden provenir de los pescados grandes o de materiales de cocina, cosméticos, medicamentos o suplementos de baja calidad.

1. Cocina con materiales de cocina inocuos, como el vidrio borosilicato, y que las ollas y sartenes sean de acero inoxidable o de hierro forjado o mineral (siempre y cuando no tengas exceso de hierro).

2. Siempre que comas pescado o carne a la brasa, acompáñalos de un plato de verdura, que será un gran quelante de los tóxicos generados por el humo y el asado.

3. Retira todas las amalgamas dentales de mercurio si las llevas. Hay estudios que demuestran que estas contienen micronanopartículas que inhalamos e ingerimos y que pueden provocar candidiasis, sobrecrecimiento bacteriano en el intestino delgado (SIBO, por sus siglas en inglés) o parásitos que afectan al sistema inmunológico y neurológico.

4. Evita todo tipo de plásticos con bisfenol (BPA), un gran disruptor endocrino.

5. Evita los compuestos perfluorados presentes en muchos productos, en las cajas de cartón que aguantan bien las grasas y el líquido caliente (como el recipiente para transportar café o las cajas para llevar comida grasienta).

6. Consume alimentos ricos en antioxidantes, como brécol, moras, espinacas, té verde, canela, arándanos, zanahoria, remolacha o berenjena.

7. Protege el glutatión (potente antioxidante) que genera tu propio organismo. Para ello, introduce alimentos ricos en azufre en tu dieta, como el ajo o la cebolla.

8. Consume alimentos quelantes: verduras verdes, agua, frutas y fibra, chlorella en polvo, coriandro, arcillas, goma arábiga, setas medicinales y carbón activo. Las infusiones de boldo y cardo mariano también desintoxican el organismo.

9. Ve a la sauna periódicamente. Te diré más. Si tu gimnasio no tiene sauna, cambia de gimnasio. Es extraño que en los gimnasios, incluyendo los municipales, no haya una sauna seca. Es un gran método para reducir los tóxicos del cuerpo, sean los que sean. Debe ser la sauna seca de infrarrojos, no la húmeda.

10. Haz ayuno intermitente y descansa bien, dos grandes maneras de desintoxicarte. Si consigues hacer ayuno y dormir como un bebé, eliminarás metales pesados. De esto te hablo en el capítulo siguiente.

¡¡¡ATENCIÓN!!!

Durante los tratamientos de quimioterapia, en el embarazo, si hay pérdida de peso o se tienen niveles de energía muy bajos, no podemos desintoxicarnos, ya que el estrés oxidativo aumenta mucho cuando se movilizan los tóxicos que tenemos en la grasa de nuestro cuerpo. Si tienes dudas sobre si es el momento óptimo para generar este cambio en tu organismo, consulta con un profesional de salud integrativa.

DESCANSO. VIVIR DE DÍA Y DORMIR DE NOCHE

El insomnio es uno de los grandes males de la vida moderna, y sin un buen descanso no puede haber un buen estado de salud. Dormir es más importante que ninguna otra cosa, más que comer y quizá tanto o más que practicar deporte.

Para dormir, antes debe pasar una serie de cosas que tienen que ver con la cronobiología; es decir, de entrada, estamos sincronizados con la vida. Las células necesitan tener el mismo reloj que el ambiente para funcionar bien; por tanto, cuando en nuestro país es de día, debemos vivir, comer y trabajar, y, cuando es de noche, debemos dejar de comer, descansar y dormir.

Parece fácil de hacer (exceptuando a las personas que trabajan por turnos), pero la realidad es que no lo hacemos y nos cargamos cada día los ritmos circadianos con el abuso de dispositivos electrónicos, el poco contacto que tenemos con el suelo y la naturaleza, el exceso de estrés y la luz artificial.

De los efectos de la luz artificial y de las bondades de la luz del sol (en todo su espectro, desde que sale hasta que se pone) habla, con mucho conocimiento, el físico Carlos Stro a través de su comunidad y en el libro *Supervivir*. Vivir bajo un fluorescente destruye la melatonina y los ritmos circadianos, y, aunque duermas correctamente, es probable que la reparación celular, que por la noche debe hacer un trabajo perfecto, pierda eficacia. ¿Eso quiere decir que debemos dejar de trabajar con el ordenador y mirar el móvil? A menudo no es posible. Yo misma tengo un trabajo de oficina y el móvil me ayuda a ser más productiva, pero, en la medida de lo posible, compensa la vida artificial que tienes con periodos breves pero constantes de desconexión parcial o total de los dispositivos, ¡y busca cualquier resquicio de sol para impregnarte de este gran alimento rico en vitamina D! Y no te preocupes por las cremas solares ni tengas miedo a sufrir cáncer de piel, porque el sol es vida. Lo único que debes evitar es quemarte. Aprovecha la salida y la puesta de sol para exponerte a un baño de la mejor luz para tus mitocondrias: la infrarroja. La luz roja y anaranjada regenera el daño de los tejidos y nos prepara para un sueño reparador. Toma el sol en diferentes momentos del día e intenta coincidir con las luces cálidas del cielo.

Aprovecha para revisar a qué hora comes, a qué hora te acuestas y a qué hora te despiertas, e intenta sincronizarte todo lo que puedas. En invierno, a las siete de la tarde ya es de noche y es el momento en que deberías dejar de comer. Es fácil de decir, y difícil de hacer, sobre todo si trabajas hasta tarde y tienes actividades y compromisos. Si tienes hijos, es una oportunidad, porque puedes comer con ellos, que suelen cenar pronto.

A veces, si no te apetece o no puedes cenar a las siete o siete y media, es preferible que hagas ayuno nocturno y te saltes la cena. De hecho, este es el ayuno con mejores resultados (respecto al diurno, en el que te saltas el desayuno), sobre todo por el control de la insulina.

Es importante que, si decides cenar, no te vayas a dormir hasta dos horas después.

Hay gente que sufre insomnio por comer demasiada cantidad, demasiado tarde y, sobre todo, no dejar ese espacio entre la ingesta y el momento de irse a la cama. Seguro que alguna vez has comido más de la cuenta y no has pegado ojo. Pero no solo por el insomnio es importante dejar dos horas después de cenar.

Un estudio publicado en 2018 por el Institut de Salut Global de Barcelona evaluó si los horarios de las comidas estaban relacionados con el riesgo de sufrir cánceres de mama y de próstata, dos de los más comunes en el mundo y que más se relacionan con el trabajo nocturno y la disrupción circadiana. Las conclusiones del estudio eran claras: cenar antes de las nueve de la noche y esperar dos horas antes de acostarse reduce un 20 por ciento el riesgo de sufrir cáncer. Los investigadores que lideraron el estudio, publicado en la revista *International Journal of Cancer*, lo tienen claro, y es que es más probable que aparezca la enfermedad, cáncer en este caso, cuando alteramos el ritmo circadiano, porque la hora a la que nos vamos a dormir afecta a nuestra capacidad de metabolizar la comida.

Si quieres reducir el riesgo de cáncer de mama o de próstata, cena pronto y deja un espacio de dos horas antes de acostarte.

El ayuno necesario

Aparte de los beneficios que tiene por reducir los riesgos de sufrir cáncer, el ayuno es una herramienta casi imprescindible para tener una vida saludable y longeva. Como a estas alturas ya sabrás, practicar el ayuno intermitente es una estrategia muy eficaz para reparar nuestro organismo. Es de noche cuando se reparan las funciones esenciales del organismo, y eso reduce la inflamación y ayuda al cuerpo a regenerarse celularmente. Además, el ayuno mejora la sensibilidad a la insulina.

Hay dos factores que tener en cuenta. Si comes cinco veces al día y los carbohidratos forman parte de tus comidas con alegría, te costará más practicar el ayuno, porque la glucosa de los hidratos de carbono te pedirá comer a todas horas. Te recomiendo que reduzcas la ingesta de hidratos en general (comemos demasiados) para librarte de esa sensación permanente de hambre, que resulta agotadora para tu cuerpo y para tu mente.

Por eso es tan eficaz el combo dieta cetogénica y ayuno. La dieta ceto reduce drásticamente la ingesta de carbohidratos y eso te sacia durante muchas más horas, sin tener picos glucémicos ni ataques de hambre.

Por otro lado, esta técnica tampoco sirve para todo el mundo, ya que la moda de ayunar invita a mucha gente con bajo peso a saltarse una comida. Según los nutricionistas que me rodean, las personas con bajo peso o que padezcan trastornos de la conducta alimentaria, como anorexia, no deben

plantearse ayunos largos de dieciséis o dieciocho horas, pues
les causarán importantes carencias nutricionales y sufrirán
consecuencias psicológicas que agravarán el problema.

En cambio, todas las personas que tengan sobrepeso u
obesidad deben tomárselo como un reto personal. No es
necesario hacer ayunos de veinticuatro horas, y saltarse
una comida a menudo favorecerá tu salud, sobre todo si
puedes mantener el hábito cada semana y hacerlo siempre.
A mí me ha costado muchos años ser capaz de ayunar durante más de doce horas, porque mi actividad mental a menudo me atrapa en un bucle y tengo una extraordinaria
sensación de hambre, pero puedo asegurarte que, cuando
te comprometes a mejorar otro eje de la rueda de la vida
sana, el cambio es mucho más sencillo y te das cuentas de
que tenemos creencias limitantes que nos condicionan y
nos privan de evolucionar.

¿Es mejor el ayuno nocturno o diurno? En general,
cualquier tipo de ayuno sirve para lograr una restricción
calórica, y esta ya es muy beneficiosa de por sí (excepto
para la gente con bajo peso). Pero la última evidencia científica sitúa en mejor posición el ayuno por la noche (no cenar) que el ayuno por el día (no desayunar).

Alargar el periodo de ayuno nocturno mejora los procesos de reciclaje de las células y la expresión de los genes.
Y esto coincide con los patrones de las horas de luz, ya que,
si cenas, probablemente lo hagas cuando ya es de noche.
Así que, si queremos hilar fino, es mejor que nos saltemos
la cena y comamos cuando sea de día.

Muchos ánimos y piensa que, para comenzar, un ayuno de doce horas ya es un masaje maravilloso para tu cabeza, cuerpo e intestinos.

El insomnio, el gran mal

Según la Sociedad Española de Neurología (SEN), entre un 20 y un 48 por ciento de la población sufre insomnio. Esta cifra, que ya es altísima y muy preocupante, podría aumentar aún más, porque hay muchos pacientes sin diagnosticar.

El insomnio se ha normalizado, tal y como hemos normalizado los dolores menstruales o el dolor de cabeza, y, como en muchos de estos casos la medicación es fácil y económica, como la melatonina para el insomnio, no nos interesa resolver el problema, ya que tenemos el parche perfecto para ir tirando.

Pero no descansar bien es uno de los grandes culpables de una mala salud. Si no dormimos bien, da casi igual que sigamos una alimentación saludable o practiquemos ejercicios de meditación.

La calidad del sueño se valora a partir de su duración, continuidad y profundidad. El sueño es un proceso fisiológico fundamental para el ser humano, para su supervivencia y para el correcto funcionamiento del sistema nervioso. Si no conseguimos dormir bien, comenzaremos a tener múltiples problemas de salud; hipertensión, por ejemplo.

No debe ser casualidad que los accidentes cardiovasculares sean la primera causa de enfermedad y muerte en el mundo y que tengamos una calidad del sueño tan pésima.

Si no duermes bien, tienes que resolverlo como sea. Cuando oigo que hay un porcentaje elevado de niños y adolescentes que no duermen las horas adecuadas, pienso que, una vez más, estamos minimizando las consecuencias, seguramente por ignorancia. Pero, claro, sufrimos estados de ansiedad considerables desde muy jóvenes, y el abuso de dispositivos electrónicos nos resta horas de sueño y nos altera muchísimo. A todo eso hay que añadir que una persona que, desde joven, no repara el organismo por la noche sufrirá más enfermedades en el futuro.

La falta de descanso provoca una alteración hormonal que deriva en una bajada de las defensas, un aumento de la inflamación y de las infecciones y más probabilidades de sufrir cáncer, enfermedades degenerativas y diabetes, así como sentimientos de ira, disgusto, tristeza y miedo.

La fisiología de la mujer también es un aspecto importante en el insomnio. Una de las razones posibles son las hormonas, como los estrógenos y la progesterona, que fluctúan más en las mujeres. Durante la menopausia, la regulación de la temperatura se ve alterada, con la aparición de los temidos sofocos, además de depresión y dolor, lo que puede provocar cambios en el sueño. Por eso es tan importante que trabajemos nuestros hábitos para tener una buena salud hormonal, ya que tiene implicaciones en todo.

Alimentos para dormir mejor

Nutricionalmente, los expertos coinciden en recomendar una serie de alimentos que favorecen la creación de melatonina, como huevos, pescado —sobre todo el azul, porque tiene más grasa—, frutos secos, arándanos, zumo de cereza, espárragos, aceitunas, uvas, nueces, tomates y lino.

También hay evidencia de la relación entre nuestra microbiota intestinal y el insomnio, por el conocido eje intestino-cerebro, que los mantiene conectados en las dos direcciones. Por eso, es importante tener una microbiota muy diversa. Para ello, si no hay problemas de intolerancia, es muy recomendable comer alimentos prebióticos y probióticos, ricos en fibra y almidón resistente, porque se convierten en alimento para las bacterias, que generarán un efecto positivo en la calidad del sueño, ya que estas fibras ayudan a combatir el estrés, la señal principal que interrumpe el sueño.

Así que plantéate seguir el método de la microbiota para mejorar tu insomnio e incorpora a tu dieta lo siguiente:

- Fuentes alimenticias con prebióticos (carbohidratos complejos ricos en fibra): cereales integrales (de grano entero), garbanzos, lentejas, guisantes, plátano, zanahoria, puerro, alcachofa, cebolla, manzana, pera, cítricos, fruta seca, algas.

- Fuentes alimenticias con probióticos: fermentados no pasteurizados, como kombucha, encurtidos, chucrut, algunos yogures, kéfir de leche de agua, kimchi y miso.

Actualmente, desconocemos si los yogures industriales contienen tantos probióticos como nos gustaría, y por eso recomiendo elaborar yogures en casa y añadirles una cápsula probiótica de un suplemento de buena calidad que contenga cepas de *Lactobacillus* o *Bifidobacterium*. Así te aseguras de que el yogur que tomas es realmente un probiótico. Puedes elaborar los yogures con una yogurtera, que son muy económicas, o con robots de cocina como la Instant Pot.

Otro de los factores clave para que disfrutes de un buen descanso y una buena salud es sincronizarte a la perfección con tu reloj biológico; por tanto, que vivas y comas de día, y hagas ayuno y duermas de noche. Eso que parece tan fácil no lo es tanto, porque en España se cena muy tarde y los horarios no están vinculados con la salida y la puesta del sol.

La luz azul y la luz roja

El impacto negativo de la luz azul en nuestro descanso es un hecho muy explicado, aunque me temo que se le hace poco caso. Habla de ello a menudo el físico Carlos Stro, un visionario, divulgador incómodo de escuchar, aunque al mismo tiempo muy necesario, porque nos descubre hasta qué punto nos enferma habernos desconectado de la naturaleza. Su investigación se centra en los ritmos circadianos y en el impacto positivo de la luz del sol (que él considera el alimento número uno para el cuerpo humano), así como en el impacto nefasto de la luz azul.

La luz azul nos llega de todo tipo de dispositivos electrónicos, pero también de las lámparas de casa, que tampoco son muy recomendables, y menos cuando oscurece, porque no nos permiten avisar a nuestro cuerpo de que es de noche.

La mejor luz es la roja del sol (sobre todo, cuando sale y cuando se pone), de una vela o de una chimenea. Por eso, los colores rojizos, amarillentos y anaranjados, parecidos a los colores del fuego, son mucho más adecuados para las lamparitas de la mesilla de noche y como filtro de los ordenadores.

Una luz roja o amarilla muy tenue con led también nos permitirá que el cuerpo respete el proceso nocturno que debe llevarse a cabo durante la noche, como producir melatonina. Por ello, lo más recomendable es vivir en cierta oscuridad por las noches, sobre todo en invierno, cuando a las ocho ya es noche cerrada.

Al mismo tiempo, es esencial que nos expongamos de día a la luz solar para sincronizar nuestros ritmos circadianos y que nuestro cerebro se dé cuenta de que es de día. Así, viviremos el día con energía y eso mismo nos ayudará

a dormir de noche. Con dosis de veinte minutos de exposición al sol ya se han visto efectos en la regulación circadiana, y sirve también para mantener unos buenos niveles de
vitamina D.

El contacto con el sol nos ayuda a producir dopamina y
serotonina; por eso, notamos efectos tan beneficiosos
cuando hacemos actividades al aire libre, como caminar,
deportes de equipo o senderismo.

Los campos electromagnéticos y el insomnio

También debes tener en cuenta los campos electromagnéticos de tu casa. Un experto puede decirte si hay demasiados por culpa de la instalación eléctrica o el wifi, o incluso
si los de tus vecinos te causan un gran impacto. Existen distintas soluciones prácticas y asequibles. Quizá tengas que
proteger una pared con pintura de grafito para evitar las
ondas, mover la cama de sitio o cambiar de habitación.
Hay experiencias increíbles con niños que no dormían
nada bien y, gracias a cambios de este tipo, han mejorado
muchísimo.

Los campos electromagnéticos pueden afectar al funcionamiento de la producción de melatonina y serotonina,
así como fomentar el déficit mitocondrial. Y, si nuestras
mitocondrias padecen mala salud, podemos sufrir cualquier tipo de enfermedad, ya que se producirá un exceso
de oxidación. Es clave no dormir con el móvil en la habita-

ción, incluso apagar todos los diferenciales de luz para que la instalación eléctrica de tu casa ni ningún aparato electrónico te causen impacto.

ACTIVIDAD FÍSICA

Mi objetivo en este capítulo es que entiendas los beneficios que tiene para tu salud practicar deporte y los elevadísimos riesgos de no hacerlo.

De entre los principales factores de riesgo o causas de mortalidad en el mundo, en la cuarta posición está la inactividad física, después de la hipertensión arterial, el tabaquismo y la hiperglucemia. Así pues, el sedentarismo genera más muertes que el sobrepeso y la obesidad, y está relacionado con una larga lista de enfermedades crónicas que aparecen prematuramente por no moverse como es debido.

El sedentarismo tiene riesgos directos, como la sarcopenia y la atrofia muscular, que aumenta el riesgo de muerte, pero, como digo, la inactividad también agrava el riesgo cardiovascular, la demencia o la diabetes tipo 2.[3]

Los principales expertos y estudios consideran que debemos movernos, en general, de esta manera:

Actividad física aeróbica	Actividad de ejercicio de fuerza	Otros
De 150 a 300 minutos a la semana de ejercicio de intensidad moderada o bien de 75 a 150 minutos de ejercicio de intensidad vigorosa	2 días a la semana como mínimo	Moverse más y sentarse menos Actividad de equilibrio

¿Caminar sirve? ¡Sirve, sí! Cuanto más nos movamos, mejor. Un estudio de los National Institutes of Health cuantificó los pasos de seis mil participantes en un seguimiento de cuatro años y se encontró una mortalidad un 51 por ciento más baja con ocho mil pasos al día en comparación con cuatro mil pasos al día. Dicho de otra manera: caminar ocho mil pasos a diario puede ser adecuado para reducir el riesgo de muchas patologías comunes. En el caso de la obesidad, el estudio comprobó que disminuía el riesgo en un 31 por ciento cuando los pasos aumentaban a diez mil por día.

Y otro factor importante. Independientemente de cómo se definiera la intensidad del paso en el estudio —es decir, ya fuese andando despacio o practicando una actividad entre moderada y vigorosa—, caminar se asocia a un riesgo menor de enfermedades crónicas.

Así que, si das ocho mil pasos, estarás previniendo mucho. Y el día que llegues a los diez mil estarás alejando cada vez más el riesgo de sufrir obesidad.

Pero ¿quién cumple con la actividad intensa y la moderada con estas recomendaciones de los expertos? Pues solo un 20 por ciento de la población. El otro 80 por ciento no lo hace.

Es un porcentaje demasiado elevado que no podemos permitirnos como sociedad si de verdad queremos envejecer de una forma más saludable que en la actualidad.

Una vida activa

Mi interés por las zonas azules o *blue zones* (los lugares con la gente más longeva del planeta) viene de tiempo atrás. A lo largo de los últimos años, he analizado con insistencia qué tipo de vida llevan las personas que residen en Okinawa (Japón), Loma Linda (Estados Unidos), Nicoya (Costa Rica), Icaria (Grecia) y las zonas de Ogliastra, Ollolai y Barbagia, en Cerdeña. Todas ellas cuentan con una proporción de personas centenarias muy superior al resto del mundo.

Muchos demógrafos e investigadores han visitado estas áreas para analizar cómo comen las personas que tienen más de cien años y hasta las superlongevas, que superan los ciento diez años. Parece que el tipo de alimentación podría ser un denominador común, pero hay grandes diferencias en función de la región y algunas zonas son más vegetarianas que otras.

La curiosidad por este tema acabó llevándome, el verano de 2022, a Terra de Celanova, una comarca de la provincia de Orense, en Galicia, donde hay seis veces más centenarios que en el resto de España: 252 por cada cien mil habitantes, una cifra superior incluso a la de la admirada Okinawa (Japón).

Los días que pasé en Celanova con el equipo audiovisual de Soycomocomo hablé con estos centenarios de forma casi improvisada, cuando me los encontraba por la calle, tomando el fresco o trabajando en el campo. Milagros, Julio y Tato fueron tres de los testigos que conocí y los tres habían decidido salir de su zona de confort, a pesar de su edad y sus males. Su fuerza interior los había llevado hasta los 90 e incluso los 100 años.

La Galicia rural puede tener ciertas desventajas, pero el hecho de que esté un poco apartada hace que sus habitantes tengan lejos los grandes supermercados con ultraprocesados y que buena parte de la comida sea fresca y provenga de producciones locales.

Allí descubrí la vida activa en toda su dimensión, en personas que tienen alrededor de noventa años. Milagros tiene su propio huerto y, sin ayuda, cada día arranca las malas hierbas, recoge patatas o planta coles. Duele ver ese cuerpo de casi noventa años moviéndose arriba y abajo o subiendo a unas escaleras plegables para ordenar un montón de leña que ella misma ha recogido. Pero lo ha hecho toda la vida y a ella le parece normal. Cuando le pregunté si tenía algún tipo de patología o dolor y si realmente hacía ese trabajo sin esfuerzo, me contó que le dolía todo el cuerpo. Aun así, no dejaba de hacerlo.

Julio, de ochenta y ocho años, camina diez horas cada día: cinco por la mañana y cinco por la tarde. Lo hace desde que se jubiló, hace ya veinte años, y solo se detiene para comer. Camina solo, haciendo circuitos por el pueblo y por las montañas de alrededor. A campo través. Por donde sea, tampoco busca el sentido de la ruta. Y no se para. Y no se cansa nunca, me decía.

En ese viaje a Galicia, después de muchos testimonios, entendí que el esfuerzo físico, ya sea por la vida de campo o por placer, como en el caso de Julio, es seguramente uno de los motivos más contundentes que les ha hecho llegar a ancianos y en tan buen estado de salud. Milagros, pese al dolor, va a trabajar al campo todos los días; en cambio, otra persona con dolores podría quedarse sentada en el sofá pensando que no puede dar ni dos pasos. Pero Milagros sabe que, si se queda arrellanada en el sofá, será peor todavía y es probable que al día siguiente no vaya a trabajar, no se levante del sofá o ni siquiera salga de la cama, como tan a menudo pasa con personas a las que quizá conoces, y algunas no tienen ni setenta años.

Distintos estudios muestran que, en las sociedades más tradicionales que aún existen en algunas partes del mundo, los ancianos y las ancianas realizan entre dos y cuatro horas de actividad física vigorosa. Eso multiplica por seis las horas marcadas por la OMS en sus guías de recomendaciones de actividad física. Y estas ancianas son clave para la evolución, pues, haciendo tanta actividad, sostienen el equilibrio energético de las poblaciones. Lo que hagan las ancianas no tendrán que hacerlo las madres, para las que el embarazo y la lactancia tienen un importante coste energético, como explica Adrián Castillo, investigador en salud y experto en actividad física.

En estas poblaciones tradicionales, y también en las Blue Zones, los centenarios no van al gimnasio una hora al día, ni hacen carreras de diez kilómetros, ni tienen una *kettlebell* en casa, y tampoco saben qué es el tabata ni el HIIT. Pero no lo necesitan, porque su vida pasa por el movimiento constante desde que se levantan hasta que se acuestan. En Cerdeña, por ejemplo, viven en una zona montañosa y necesitan caminar mucho, pues tienen que recorrer grandes distancias para seguir su rutina.

En un estudio realizado a carteros escoceses, en comparación con escoceses sedentarios, se vio que los que no tenían características de síndrome metabólico caminaban más de quince mil pasos al día o pasaban más de siete horas al día de pie. [4]

Es fundamental que salgas de tu zona de confort y que no organices tu día a día con rutinas que te dejen en la puerta de los sitios gracias al metro, la moto, el coche o el bus.

Cada día que voy a trabajar, sin excepción, veo a la gente subiendo por las escaleras mecánicas en las estaciones de tren y metro. Pasan los años y la cosa no cambia, no mejora. Las escaleras normales están vacías, y las mecánicas se colapsan con colas enormes y gente joven, muy joven, sin ningún problema de movilidad, pero que evita los escalones. No puedo entenderlo.

Evita los ascensores y organiza tu ruta diaria con bastante margen de tiempo para que tengas que caminar, rápido y de subida, si es posible, cada día una hora como mínimo. Tengo el valor de decirte esto en modo imperativo porque pienso que no se necesita ningún otro tipo de voluntad para conseguirlo. Es que a veces somos perezosos porque sí.

La grasa y la masa muscular

¿Sabías que los niveles de grasa de los cazadores recolectores eran de un 10-15 por ciento en el caso de los hombres y de un 15-25 por ciento en el caso de las mujeres? ¿Sabes cuáles son las cifras del hombre y la mujer occidentales en la actualidad? Las mujeres tenemos una media de grasa del 32-42 por ciento, y los hombres, del 23-31 por ciento. Estos datos son un primer indicador de poca salud porque la acumulación de grasa incrementa el estrés oxidativo y la inflamación, con las consecuencias que eso tiene.

No importa tanto cuánto pesas (una persona que haga mucho deporte puede pesar más que una de la misma altura que sea sedentaria, y eso se deberá a su masa muscular) como tener claro qué porcentaje de grasa y músculo tienes. Es interesante considerarlo en el contexto del deporte, ahora que ya sabemos que mantener la masa muscular es fundamental para prevenir la sarcopenia, mejorar la sensibilidad a la insulina, aumentar el metabolismo basal y mejorar la composición corporal.

Si perdemos peso porque tenemos menos masa muscular, nuestro cuerpo tendrá un aspecto flácido y poco atractivo, aunque la báscula refleje menos kilos. En cambio, si hacemos un entrenamiento de fuerza, conseguiremos mantener la masa muscular, y eso repercutirá de forma positiva en nuestros niveles de insulina, el control del peso y el sistema inmunitario. Ya ves, pues, que el enfoque es muy distinto y que perder peso no siempre es un indicador de buena salud si, al mismo tiempo, también estamos perdiendo músculo.

Hay diversos entrenamientos de fuerza: el *powerlifting*, que es el levantamiento de potencia, de los mejores para desarrollar fuerza bruta, y se hace con tres movimientos (la sentadilla, el *press* de banca y el peso muerto); la calistenia, que es el que yo practico más a menudo porque no necesitas más que tu propio peso corporal, y el entrenamiento con pesas o cargas: *kettlebells*, barras con discos, máquinas con poleas, etcétera.

Es necesario que decidas en qué lugar será más eficaz para ti practicar deporte. Hay gente que sirve para hacerlo en casa, y hay quien necesita la motivación de una clase dirigida, un entrenador personal y también las máquinas que hay en las salas de fitness.

Sea como sea, debes encontrar tu práctica y el lugar en el que la disfrutes. La buena noticia es que con veinte minutos de ejercicio tendrás suficiente, si eres exigente y adaptas los ejercicios a la dificultad mientras vas evolucionando. Si siempre utilizas pesas de dos kilos y las levantas prácticamente sin esfuerzo, debes saber que tu cuerpo no está trabajando nada. Tienes que sufrir un poco.

Mis ejercicios caseros más habituales los he aprendido con entrenadoras como Vanessa Navas o Lorenaonfit, a las que descubrí durante la pandemia. Cuelgan vídeos de pocos minutos y organizan clases en las que trabajas todos los grupos musculares, como *full body* o, en función del día de la semana, GAP, tren superior combinado con cardio, metabólicos y movilidad, solo tren superior o solo GAP y cardio. La clave de Vanessa Navas, y de muchas otras a las que seguro que conoces, es que, a lo largo de una semana entera, trabajes distintos grupos musculares y también hagas estiramientos, yoga y pilates. Yo siempre me salto el yoga y el pilates, y voy directamente a buscar las clases de fuerza, en las que hacemos ejercicios conocidos, como sentadillas, sentadillas con salto, diferentes tipos de planchas, planchas con un brazo y una pierna, flexiones, abdominales, zancadas y los temidos *burpees*, además de dominadas, *jumping jacks*, *mountain climbers*, etcétera.

Todos estos ejercicios se hacen con el peso del propio cuerpo, lo que se conoce con el nombre de *calistenia*. Pero puedes incorporar pesas, cintas o el material que quieras para incrementar el esfuerzo.

Puedes practicar unas cuantas series de estos ejercicios tres veces a la semana y combinar su práctica o alternarla con el HIIT (*high intensity interval training*).

Recuerdo que hace muchos años Marc Vergés comenzó a hablarme del HIIT cuando aún casi nadie lo conocía.

Cuando le decía que no tenía tiempo para practicar deporte (el motivo al que recurrimos todos, o la excusa), me pre-
guntaba si no disponía de tan solo cuatro minutos para hacer ejercicios de alta intensidad. ¿Quién no tiene cuatro
minutos al día?

Hace años que practico HIIT como mínimo un día a la
semana. Encontrarás vídeos cortos en YouTube, y puedes
hacerlo con intensidad aeróbica o probar la variedad HIPT
(*high intensity power training*), que busca también trabajar
el sistema muscular.

De alta intensidad tenemos, por un lado, el deporte de
moda, el *crossfit*, que combina habilidades del propio cuerpo y levantamiento de peso, y, por otro lado, el tabata, una
serie de siete u ocho ejercicios de veinte segundos interca-
lados con periodos de descanso de diez.

Encontrarás clases en grupos o entrenadores personales que pueden configurarte una rutina con ejercicios de
HIIT, *crossfit* y tabata en una clase de cuarenta o sesenta
minutos.

Cómo tener una buena composición corporal

Recuerda que el entrenamiento de fuerza nos permite conseguir una mejor composición corporal, un concepto que
hay que empezar a poner en práctica a diario y que no significa perder peso, sino perderlo (si hace falta) y ganar
masa muscular a un tiempo. No resulta fácil saber si estás

ganando masa muscular, sobre todo si no te dedicas intensamente a hacer deporte ni llevas un control calórico, de ingesta de proteínas, etcétera. Por eso me gustan tanto las básculas de impedancia, pues a través de un aparato y de las corrientes eléctricas aplicadas al cuerpo podemos conocer datos muy interesantes, como el peso, el músculo, la grasa, el agua corporal total, la masa libre de grasa, los minerales y proteínas y cómo se reparten la masa muscular y la masa de grasa por las extremidades y el tronco.

Estas básculas suelen encontrarse en centros deportivos o centros de estética, pero también puedes tener una en casa por unos cien euros. Vale mucho la pena llevar un seguimiento de tu porcentaje de grasa, músculo y agua, e intentar encontrar las proporciones adecuadas en función de tu composición corporal. A menudo, si no tienes cuidado, con una dieta de pérdida de grasa también perderás músculo, y eso no interesa.

Ganarás músculo entrenando de manera habitual, y no solo el fin de semana, y haciéndolo con bastante resistencia para que haya síntesis proteica; es decir, que las pesas han de tener un peso considerable (en función de tus posibilidades) y has de acompañar el ejercicio de una ingesta correcta de proteína a través de los alimentos sobre todo. La ingesta correcta de proteína no es de 0,8 o 1 gramo por kilo de peso, como siempre nos ha dicho la OMS. Los estudios ya indican que a las personas mayores esta recomendación puede provocarles destrucción muscular y pérdida ósea.

Los mejores expertos en salud y longevidad del momento en todo el mundo recomiendan comer entre 1,5 y 1,8 gramos de proteína por kilo de peso y, en caso de practicar mucho deporte o deporte de élite, la ingesta recomendable va de los 2 a los 4 gramos por kilo de peso. En el siguiente recuadro, te hablo de los gramos de proteína de cada alimento para que calcules la cantidad de proteína que debes ingerir cada día.

A veces, para ganar músculo, tendrá que haber superávit calórico, mientras que, otras veces, podrás seguir ganando músculo y perder un poco de grasa.

La recomposición corporal es difícil de seguir si no puedes medirla. Hay básculas de impedancia caseras que, por menos de cien euros, te darán algunos de los valores que te he explicado, los cuales pueden ser suficientes para que lleves cierto control. Con todo, no me gusta demasiado que tengamos una báscula en casa, porque es más fácil obsesionarse con las cifras, sobre todo si estás demasiado pendiente del peso y tu autoestima depende de eso.

Sea como sea, la ingesta de proteína es esencial también para mantener el músculo.

Por eso, para el curso Joven a Cualquier Edad, nuestro programa online de más éxito, en el que aprendemos a envejecer de manera saludable, Laura García ha elaborado una lista con algunos alimentos habituales y su composición en proteínas y carbohidratos por cada cien gramos de peso. Lo importante son las proteínas, pero la idea es que tengas en cuenta también los carbohidratos para que diseñes mejor tu alimentación.

La cantidad de proteína se ha extraído de distintas fuentes oficiales, pero puede variar un poco dependiendo del origen del alimento, el corte e incluso la época del año. En el caso de productos envasados, siempre puedes comprobar la cantidad de proteína exacta en la etiqueta y ajustar el cálculo.

Alimento	Proteína por 100 g	Carbohidratos por 100 g
Ternera, carne picada	26 g	0 g
Costillas de cordero	15 g	0 g
Muslo de pollo	18 g	0 g
Hígado de ternera	26 g	0 g
Pavo, pechuga	29 g	0 g
Cerdo, lomo	27 g	0 g
Salmón y sardinas	20 g	0 g
Caballa y lubina	24 g	0 g
Rodaballo	16 g	0 g
Bacalao	21 g	0 g

Alimento	Proteína por 100 g	Carbohidratos por 100 g
Merluza y dorada	18 g	0 g
Anchoas	29 g	0 g
Mejillones	24 g	0 g
Almejas	26 g	0 g
Calamares	18 g	0 g
Sepia	16 g	0 g
Gambas	24 g	0 g
Langostinos	23 g	0 g
Huevos	13 g (1 huevo = 6 g)	1 g (1 huevo = 0,6 g)
Yogur de leche de vaca, entera	3 g	4,6 g
Yogur o kéfir de leche de cabra	4 g	4,3 g
Yogur o kéfir de leche de oveja	5 g	4 g
Yogur griego	4 g	2 g
Queso de cabra	22 g	0,1 g
Queso de oveja	26 g	0,3 g

Alimento	Proteína por 100 g	Carbohidratos por 100 g
Queso parmesano	38 g (1 cucharada de unos 5 g contiene 2 g de proteína)	4,1 g (1 cucharada = 0,2 g)
Queso feta	17 g	4 g
Tempe	19 g	9 g
Lentejas	9 g	20 g
Garbanzos	19 g	61 g
Alubias	19 g	35 g
Azukis	20 g	63 g
Soja	35 g	7 g

Material incluido en el programa online *Joven a Cualquier Edad* de Soycomocomo.es.

El deporte y la mujer

Por último, quiero reflexionar sobre el motivo por el cual las mujeres somos menos activas, menos deportistas, que los hombres.

Cada vez hay más paridad en la distribución de responsabilidades domésticas entre hombres y mujeres gracias a las nuevas estructuras familiares. Quizá debido a este cambio de modelo, las mujeres tenemos prácticamente el mismo interés que los hombres en cuidar nuestra forma física. Nos gusta, nos interesa, pero lo practicamos menos.

Pese a que en los últimos años se ha acortado la distancia entre porcentajes de hombres y mujeres que hacen deporte, la mujer lo practica menos tiempo y menos veces a la semana, y los deportes que elige son más individuales. Intuyo que esto se debe a que los deportes colectivos requieren coordinar la agenda con los entrenamientos en grupo, y eso nos lo pone más difícil a las mujeres, que seguimos liderando las labores domésticas.

De ahí que la pandemia fuese una gran oportunidad para nosotras de descubrir entrenamientos virtuales que evolucionaban a partir de los históricos vídeos cortos de YouTube y que nos han permitido practicar el entrenamiento de fuerza.

Todas las mujeres, sobre todo las madres, practicamos menos deporte de lo que querríamos por falta de tiempo. Tal y como dice el médico y científico James DiNicolantonio, buscar tiempo para hacer deporte cuando se es madre o padre no es egoísta, todo lo contrario. Si practicas deporte ahora, es más probable que tu salud sea mejor, y eso hará que, en el futuro, tus hijos tengan que sufrir menos por ti.

Empoderémonos también para disfrutar del deporte y que haya paridad en casa, de verdad.

La gestión emocional

Este es seguramente el eje más importante de la rueda de la vida sana. Las preocupaciones o lo que se deriva de ellas pueden hacer enfermar, sin ninguna duda. Y nos afectan a todos tarde o temprano.

La dificultad para transitar por según qué estados emocionales es uno de los problemas más recurrentes que se ven en las consultas de los psicólogos, pero también se detecta en otros espacios de salud, como nuestra consulta de nutrición. Por eso, a menudo necesitamos que los pacientes hagan un trabajo conjunto con profesionales de la psicología.

En este capítulo, te hablaré de algunas de estas dificultades que sufrimos con frecuencia y alteran nuestra salud emocional, como el estrés, el miedo y la soledad.

El estrés y la ansiedad

¿Es malo el estrés? Si es agudo o puntual, no. Pero, si es crónico, tendremos que entender los motivos y ponerle remedio. No hay que culparse, pues en muchos momentos transitar por la vida es difícil y hacemos lo que podemos, pero hay que encontrar mecanismos para gestionar mejor nuestro día a día si sufrimos estrés, ansiedad (la respuesta del cuerpo al estrés) o depresión.

El estrés perjudica el sistema nervioso y podemos sufrir

alteraciones del sueño, del hambre, etcétera. También se ve afectado el sistema endocrino, con la elevación del cortisol, la alteración de las glándulas tiroides y el aumento de la presión sanguínea.

Además, perjudica el sistema inmunitario y, si es sostenido, puede desencadenar insomnio, desórdenes digestivos, procesos inflamatorios, alergias, eccemas, depresión, dificultad para concentrarse o el síndrome de fatiga crónica, por poner solo unos ejemplos.

Uno de los problemas generados a partir del estrés y la ansiedad es el agotamiento de muchos nutrientes. Eso puede acabar causando una serie de síntomas que quizá afecten a nuestro bienestar.

Debemos tener la flora equilibrada y bastante diversidad bacteriana para lograr unos buenos niveles de serotonina y dopamina (neurotransmisores clave para la felicidad). Para reducir la ansiedad y el estado depresivo o el estrés, es vital incorporar mucha fruta y verdura. Las personas que comen pocos vegetales tienen más problemas de depresión porque las dietas pobres en fruta y verdura inflaman el cuerpo. Las proteínas animales o vegetales también son importantes, ya que ayudan a formar neurotransmisores y a regenerar tejidos, y las grasas saludables (aguacate, aceite de oliva virgen extra, fruta seca o huevos, entre otros) garantizan un buen funcionamiento cerebral. Finalmente, los alimentos probióticos y los fermentados, según estudios recientes, ayudan a mejorar los niveles de serotonina.

Hará falta que un profesional evalúe tu salud mental y te recomiende de forma personalizada si te hacen falta algunos de estos suplementos para reducir el estrés.

Entre los más destacados se encuentran:

- Triptófano: es un componente básico de la serotonina y la melatonina.

- Omega 3: el cerebro lo necesita para la formación de células nerviosas sanas.

- Vitamina C: su consumo reduce los niveles nocivos de las hormonas del estrés y mejora la capacidad del cuerpo para afrontarlo.

- Vitaminas del grupo B: la mayoría funcionan en el desarrollo y mantenimiento del sistema nervioso. También ayudan a mantener las glándulas suprarrenales.

- Selenio: es un mineral involucrado en las reacciones que liberan energía de las células con impacto en la función de las glándulas suprarrenales.

- Zinc: se correlaciona inversamente con la depresión y la ansiedad.

- CoQ10: hay estudios que sugieren que las terapias de mejora mitocondrial pueden influir en el tratamiento del trastorno afectivo.

- NADH: participa directamente en el ciclo de Krebs. Su administración se asocia a la disminución de la ansiedad y la frecuencia cardiaca máxima.

- Serina: presenta efectos antioxidantes y citoprotectores a través de la elevación de algunos factores antioxidantes cruciales, como NRF2, HO-1 y NO.

A nivel alimentario, también sabemos que es eficaz eliminar estimulantes (cafeína, azúcar, alcohol, drogas...) y mantener los niveles de glucosa en sangre estables. Al final del capítulo, menciono algunos hábitos para mejorar la salud mental que también te ayudarán en el caso de que sufras estrés.

La primera vez que tuve una sesión terapéutica con el psicólogo Víctor Amat, le expliqué que sufría mucho estrés. Entonces, él me preguntó cuáles eran mis miedos. A menudo, lo que pensamos que nos hace daño no es la vida estresante, sino todas aquellas situaciones que no conseguimos gestionar con facilidad y nos crean una montaña de malas sensaciones en el cuerpo y en la mente.

Puede ser el estrés mal gestionado, pero también situaciones que no manejamos con asertividad y celeridad. Merece la pena preguntarnos cuáles son nuestros miedos y analizarlos a fondo para entender que, si los superásemos, el malestar se disiparía de forma notable.

Y, en paralelo, es evidente que la vida moderna, llena de factores de estrés, no nos ayuda a llevar vidas pacíficas, y hay días en que la batalla es realmente dura.

El yoga y la meditación no son las prácticas más extendidas en todo el mundo y cuentan con un gran número de adeptos porque sí. Ante una vida exigente como la actual, practicar yoga o meditación es muy recomendable.

La meditación te ayuda a acceder a algo más grande que tú, que es la esencia, la intuición, la energía o la consciencia universal.

Es una reconexión contigo para trascender tu ego. Por eso, cuando practicas *mindfulness*, el viaje hacia tu interior a menudo supone una bofetada de realidad considerable y una experiencia de crecimiento personal apasionante.

A veces, nuestra supervivencia nos hace encontrar momentos placenteros que nos permiten ser felices y sentirnos en paz. ¿Cómo lo logramos? Llorando o riendo desconsoladamente al ver una serie o una película, saliendo a cenar o a bailar con amigos o en pareja, o practicando cualquier tipo de deporte que nos ayude a olvidar las preocupaciones del día a día, ya sea pilates, natación, boxeo o salir a correr.

Yo consigo reducir el estrés dedicándome más tiempo a mí, a cuidarme, a escucharme, a atenderme. Y, por desgracia, a menudo sufrimos estrés por la frustración de no tener suficiente tiempo para mimar nuestra salud física y mental como se merece.

Caminar sola me permite coger aire de manera literal y metafórica, y la perspectiva me ayuda a ordenar mentalmente las prioridades. Es en estos momentos cuando aprendo a distribuir la energía para encontrar a personas y actividades que me generen bienestar emocional. Es en estos momentos cuando consigo priorizar y dedicar el tiempo y los esfuerzos a aquellas situaciones y personas que, literalmente, me nutren.

La familia, cuando te llevas bien con ella, es el antidepresivo más potente que hay. Así lo constatan trabajos de campo como el de Dan Buettner (las zonas azules o *blue zones*), que establece la familia como uno de los aspectos comunes de las zonas más longevas del planeta y habla de la importancia de construir vínculos entre los miembros de la propia familia: padres, hermanos, abuelos y otros.

Pero, sea como sea, el estrés y la angustia forman parte de nuestra vida con frecuencia. Es muy preocupante que España sea el país del mundo en el que se toman más ansiolíticos para tratar casos leves de ansiedad, insomnio o trastornos emocionales.

Se especula que uno de los motivos de que el consumo de ansiolíticos entre adultos y jóvenes sea tan alto es que en España hay una media de seis psicólogos por cada cien mil habitantes, cuando la media europea es de dieciocho. En atención primaria, no hay tiempo para tratar problemas emocionales y, a menudo, se receta una pastilla porque no puede atenderse a los pacientes como se debe.

La sensación de soledad

La soledad no deseada puede ser más perjudicial que fumar quince cigarrillos al día o que la obesidad. Así lo afirma el neurólogo Álvaro Pascual-Leone, catedrático de la Universidad de Harvard, que, junto con otros investigadores, ha constado que la sensación de soledad lleva a enfermar.

En los estudios de Pascual-Leone, se observa que la clave del éxito de una vida saludable no recae con tanta fuerza en la nutrición, el descanso o el ejercicio físico (aunque es muy importante), sino en no sentirse solo y tener una razón para vivir.

Según expertos en psiconeuroinmunología, la sensación de soledad afecta a los sistemas linfático, nervioso e inmune, así como a la microbiota intestinal. Los leucocitos de las personas que viven solas reducen su respuesta a las infecciones, mientras que quienes mantienen contacto habitual con familiares y amigos tienen un sistema inmunológico más eficaz para ayudar a combatir infecciones víricas. Hay cientos de estudios que relacionan la sensación de soledad con la salud, la enfermedad y la mortalidad, por lo que vale la pena hacerle frente, sobre todo teniendo en cuenta cómo se alarga cada vez más la esperanza de vida.[5]

Y la sensación de soledad no solo afecta a las personas mayores, como se creía tiempo atrás. La vida, cuanto más robótica es, más nos aísla, y las redes sociales no actúan como la plaza del pueblo tanto como querríamos.

Las redes son dopaminérgicas, producen un estímulo inmediato, pero no ofrecen la oxitocina y la serotonina que genera el contacto visual o físico con una persona, la interacción social, hacer algún tipo de contribución al otro, escucharlo, colaborar en una causa, etcétera.

La falta de autoestima

Otro aspecto vinculado a la salud mental que me remueve porque está relacionado con la comida es la ortorexia, el trastorno obsesivo por comer saludablemente.

En todos estos años de Soycomocomo, siempre he hecho divulgación con un fantasma de fondo: el riesgo de que mi mensaje potencie una obsesión que contribuya a que algunas personas sufran ortorexia, un trastorno de la conducta alimentaria tan grave como la anorexia.

Mi preocupación por potenciar esta obsesión comenzó hace unos cuantos años mientras conversaba con Josep, mi marido. «Tienes que ser consciente —me decía— de que no todo el mundo recibe tus mensajes de la misma manera ni sabe ser flexible como tú. Hay gente que a menudo lleva los consejos al límite o a la que pillas en un momento emocionalmente complicado. Tienes que asumir que una parte de las personas que os siguen se obsesionarán o no sabrán aplicar fácilmente el equilibrio que tú has encontrado entre la salud, el placer y la practicidad».

No olvidaré nunca aquella reflexión de Josep. De hecho, me ha acompañado durante todos estos años y, por eso, siempre que emito un mensaje exigente, querría que la gente viese cómo lo encajo en mi día a día y lo flexible que soy.

La moda de comer saludablemente (¡bienvenida sea!) no es la culpable de este trastorno, por supuesto. Se requiere mucha investigación y evidencia para valorar la relevancia clínica y la patogénesis de este fenómeno, pero se cree que está aumentando mucho en los últimos años y la previsión es que los casos crezcan aún más.

Los expertos observan que tiene bastantes elementos en común con otros trastornos de la conducta, como la anorexia, ya que quienes la padecen poseen rasgos en común, como una personalidad perfeccionista, poco flexible, con una conducta obsesivo-compulsiva en la que, en algunos casos, la obsesión por comer sano va acompañada por la obsesión por mantener un control exhaustivo del peso y de la composición corporal. Por eso, también comparte muchos aspectos con la vigorexia (la obsesión por la práctica deportiva).

Las preguntas que suelen formularse en cuestionarios estándar para adivinar si se sufre ortorexia pueden indicar que, o bien tienes un gran interés por la alimentación saludable, o bien una obsesión enfermiza. La frontera entre la salud y la enfermedad es muy fina. Alguien perfectamente saludable que te diga que dedica mucho esfuerzo cada día para seguir una alimentación óptima no quiere decir que sufra ortorexia.

Según los profesionales de la salud mental, si tienes un sentimiento de culpa notable cuando alteras un poco tu pauta alimentaria, esta es extraordinariamente restrictiva —nunca quieres hacer excepciones— y, por tanto, tu vida social está hipotecada parcial o totalmente, quizá sea interesante consultar a un profesional.

Los trastornos de la conducta alimentaria (TCA) tienen un origen multicausal. Pueden estar desencadenados por una combinación de factores genéticos y factores ambientales como los siguientes:

- Hábitos alimentarios familiares desestructurados o dietas restrictivas.

- Insatisfacción corporal.

- Trastornos afectivos (por una ruptura conyugal o hechos vitales negativos).

- Sobrepeso y obesidad infantil u obesidad materna.

- Obsesión por los valores estéticos dominantes y las críticas sobre el cuerpo, que a menudo llegan en un momento (la adolescencia) en que, además, hay cambios corporales importantes.

Por todo ello, siempre tengo a este grupo de personas en mente y voy con tanto cuidado a la hora de difundir los beneficios de determinadas modas, como la del ayuno intermitente. ¿Cuántas personas han aprovechado esta moda para saltarse una comida de forma encubierta y así ingerir menos calorías al cabo del día? Desconocemos la cifra de gente que se ha inventado sus propias dietas, pero los datos indican que este perfil existe y crece de forma preocupante.

La realidad es muy compleja, porque el mundo convive con casos de aumento de los TCA al tiempo que hay cifras cada vez más inquietantes de sobrepeso y obesidad, relacionados con un estilo de vida poco saludable. Y hay que hacer frente a todo y también insistir a la gente en que una mala regulación del peso o de la insulina en sangre es un marcador indiscutible de la longevidad.

La polarización de estas dos patologías (TCA y obesidad) choca con frecuencia con el relato de los profesionales de la salud y el temor a emitir mensajes que perjudiquen a cualquiera de los dos grupos.

Por si no teníamos suficientes ingredientes en la cazuela, habría que abordar la fobia social que sienten muchos jóvenes (sobre todo adolescentes) a no ser aceptados o, dicho de otra manera, la necesidad de aprobación por parte de los demás, que puede generar unos niveles de ansiedad enormes.

Este miedo es un sistema de alerta adaptativo y tiene sentido en la evolución humana, según la paleoantropóloga María Martinón-Torres, que afirma que se trata de un aspecto que ha quedado sin resolver en la evolución y que nos hace claramente vulnerables. No sabemos vivir sin la aprobación de los demás y, por tanto, nos guste más o menos, necesitamos que nos acepten para tener estabilidad emocional.[6]

Sea como sea, cada vez necesitamos más apoyo psicológico para sostener un perfeccionismo enfermizo e irreal. A continuación, te hablaré de los hábitos que he aprendido y que practico para tener una buena salud mental. Espero que te resulten útiles para afrontar el estrés, el miedo, la soledad o la falta de autoestima.

Nueve hábitos para mejorar la salud mental

1. Reduce el perfeccionismo

Dice Víctor Amat que intentemos tomarnos la vida de forma más relajada y que aspiremos a sacar una nota de 7, y no de 9 o de 10. La vida es incierta y no podemos tenerlo todo controlado. Si no tenemos una personalidad flexible, nos llevaremos sorpresas y nos hartaremos de sufrir. Y un 7 es una nota muy buena. No nos hace falta más y sufriremos si buscamos la perfección. Como dice Víctor, si tu pareja es un 7, tu descanso es un 7, tus heces son un 7 y haces el amor de 7, tienes muchísima suerte.

La autoexigencia forma parte de mi vida y esta recomendación no quiere decir que dejes de actuar con exigencia y seriedad. Pero seguro que tienes margen para flexibilizar algún apartado de tu vida sin que eso suponga hacer peor las cosas.

Debemos aprender que en la vida podremos controlar solo unas pocas cosas y que otras a menudo evolucionarán de forma inesperada.

Deja de querer tenerlo todo controlado, fluye y, en caso de que seas demasiado perfeccionista y eso te afecte, procrastinar un poco será terapéutico para ti.

2. La naturaleza cura

Interactuar con el medioambiente es de los remedios que más practico y necesito, pues mejora la salud mental, según muchos estudios. El contacto con la naturaleza aumenta nuestra sensación de felicidad y disminuye la angustia mental.

El tiempo de exposición a la naturaleza es importante: los beneficios serán mayores cuanto mayor sea el tiempo de exposición. Así lo ha constatado un estudio realizado por el Centro de Investigación Ecológica y Aplicaciones Forestales (CREAF) y el Consejo Superior de Investigaciones Científicas (CSIC) en el que los científicos tomaron muestras de saliva de personas que habían pasado unas horas en bosques mediterráneos. Eso abre la puerta a seguir investigando los efectos de la exposición a nuestros bosques, y no a zonas naturales alejadas de nuestras posibilidades.

Las zonas verdes son curativas, pero también lo son las zonas azules: lagos, playas, ríos… Un estudio del ISGlobal también constató que los paseos por espacios azules pueden potenciar el bienestar y mejorar el estado de ánimo.

Soy consciente de que hoy en día la tecnología nos lo pone más difícil para desconectar y todos tenemos vida y trabajo gracias al uso permanente de dispositivos electrónicos, pero merece la pena que utilicemos esta medicina y vayamos muy a menudo a la naturaleza; así también cambiaremos el paisaje de nuestro día a día.[7-9]

3. Hazte la muerta

Este consejo me lo dio la psicóloga y naturópata Yolanda García, hace muchos años ya, en la consulta de Soycomocomo. Ya se practicaba en culturas ancestrales. De hecho, se trata de la famosa postura savasana de yoga, conocida también como la postura del cadáver. Consiste en tumbarse con la columna y la zona lumbar bien pegadas al suelo, y puedes practicarla sobre una esterilla.

Recuerdo que Yolanda me recomendó que me parara en pleno día y me tumbara en horizontal, haciéndome la muerta, durante quince minutos. No fue fácil. En medio de mi día, repleto de reuniones y compromisos, me costaba encontrar el tiempo y el lugar en el que tumbarme, pero mi cabeza hiperactiva realmente me lo pedía a gritos. Como el tratamiento era en esencia este, durante una época lo seguí al pie de la letra y puedo asegurarte que ofrece unos resultados sorprendentes.

Esta postura también nos sirve para que las glándulas suprarrenales y los riñones descansen sobre el suelo, y para la medicina tradicional china (MTC) los riñones son el yin de la vida, allí donde radica la esencia vital, congénita y adquirida.

Piensa que el riñón tiene una función reproductora, es responsable del crecimiento, la reposición del cerebro y la médula y nos hace resistentes a los patógenos externos. Un envejecimiento precoz también responde a un yin de mala calidad. Según la MTC, el secreto de la salud y la longevidad está en cuidar y mantener el capital de yin a través de los hábitos de vida y de la esencia que mantengas intacta. Cuando estás de pie, los riñones cuelgan, mientras que, al tumbarte, quedan apoyados, sostenidos, protegidos.

Encuentra un momento y un rincón en tu día y, con una esterilla fina, hazte la muerta y calienta tu jing de riñón.

4. Respira por la nariz y a conciencia

Los últimos años, me he interesado por descubrir los beneficios de la respiración y el impacto que tiene una mala respiración en la salud bucal y en la salud en general. Siempre había intuido que la respiración y el diafragma eran muy importantes para mi salud digestiva, pero pasaban los años y no lo integraba ni tomaba suficiente conciencia de ello.

Más tarde, a través de la odontología integrativa, conocí los peligros que tiene la respiración bucal. Y el gran dato: la mitad de la población respira por la boca, sobre todo mujeres y niños. Según James Nestor, autor del superventas *Respira*, parte de la culpa de que tanta gente respire por la boca es del decrecimiento constante de la parte frontal del cráneo humano en la propia evolución de la especie. Por increíble que parezca, hoy ya sabemos que, cuando se congestiona la cavidad nasal, disminuye la circulación del aire y es cuando aparecen las bacterias y, por tanto, las infecciones. De hecho, roncar y tener apneas es relativamente normal en el mundo actual, pero no debería serlo.

El primero que habló de las bondades de la respiración nasal fue el abogado George Catlin, que, aburrido de su trabajo, emprendió una expedición por una multitud de culturas indígenas, primero por Norteamérica y luego, por los Andes, Argentina y Brasil.

Las tribus le explicaban que el hecho de respirar por la boca restaba fuerza a su cuerpo, les deformaba la cara y les provocaba tensión y enfermedades. Y que, en cambio, el aire absorbido por la nariz los mantenía fuertes, les estructuraba el rostro y los dientes y los ayudaba a prevenir enfermedades. De niño, Catlin roncaba y tenía graves problemas pulmonares, y fue el primero en experimentar cómo obligarse a dormir con la boca tapada y a respirar por la nariz resolvía todos sus problemas.

Tras él, ha habido muchos doctores durante el siglo XX y especialistas que han documentado que respirar por la boca contribuye a sufrir periodontitis, problemas digestivos y de aprendizaje y mal aliento.

Es básico que reeduques tu forma de respirar y compruebes si tus hijos respiran por la boca de noche o de día para buscar soluciones. Tal y como me explicó el doctor Ignacio Calle en un episodio del pódcast de Soycomocomo, desde la primera respiración hasta la última, debemos respirar por la nariz para tener una larga vida. Este hábito de respirar por la nariz debe establecerse el primer año de vida, y la lactancia ayuda mucho a succionar, deglutir y respirar.

Según Calle, si ves que el niño respira por la boca, duerme con la cabeza echada hacia atrás (porque busca la apertura), tiene bolsas bajo los ojos y los dientes mal colocados, no cabe duda de que necesita reaprender a respirar. Está estudiado científicamente que los niños que a menudo están constipados y sufren numerosos problemas respiratorios como bronquitis u otitis son respiradores orales.

Los acercamientos a la importancia de la respiración han sido múltiples los últimos años y cada uno encuentra su forma de respirar mejor, con ejercicios de inhalación y exhalación, con métodos como el de Wim Hof, con el canto o los mantras o simplemente tomando conciencia de ello.

Mi interés por la cuestión también me ha llevado a conocer a Guiomar Burgos, con quien he hecho un acompañamiento individual para profundizar en mí misma a través de la experiencia respiratoria. Es decir, la respiración es una ayuda para mejorar el autoconocimiento y el bienestar.

Sea como sea, encuentra la manera de introducir tu respiración en tu cotidianidad. No es necesario llevar a cabo sesiones de inhalaciones como tales, sino cobrar conciencia de cómo llenas toda la cavidad torácica y cómo completas la respiración para que no sea entrecortada. Tu estrés y tus problemas digestivos pueden dar un giro importante.

Y que respirar sea una parte de un movimiento más lento, más delicado, de tu cuerpo. Si bajas revoluciones corporales, también las bajarás mentalmente. A mí me funciona mucho recuperar la respiración pausada los días que, por algún motivo, voy más despacio por la vida y no camino acelerada ni hablo precipitadamente. Toma conciencia e intenta acompañarte de movimientos corporales un poco más tranquilizantes.

5. Aprender genera bienestar

Uno de los factores que más me ayudan a tener una buena salud mentar es el de aprender. Me gusta el conocimiento y hacer servir mi materia gris. El placer que me aporta es múltiple, porque me permite empoderarme para pasar a la acción en mi negocio e ir por delante de lo que se hace o se supone que ha de hacerse. Si lo que implemento me sale bien, siento una satisfacción enorme. Es cierto que no es tarea sencilla tener un propósito de vida, aunque a mí me resulta fácil levantarme cada día, porque mi trabajo me apasiona y ver resultados me genera una adrenalina infinita. Pero, sin el propósito, aprender es una actividad que también te aportará beneficios en tu salud mental.

Aprender cosas nuevas cada día nos permite ejercitar la mente, mantenerla en buena forma, rápida y fresca. En un mundo que avanza tan rápido y en el que la tecnología nos lleva a dar pasos de gigante, las personas podemos sentirnos rezagadas y fuera de contexto en muchas situaciones, y eso genera malestar muy a menudo. Es obvio que cada uno decide cómo se comporta ante la velocidad del mundo y que, cuanta más velocidad, menos paz mental, pero te invito a hallar la fórmula para nutrirte de un conocimiento constante, porque puede ser una fuente muy reconfortante, ya que con el conocimiento se puede ser muy autosuficiente.

Descubre los pódcast, vídeos, libros, talleres o actividades que te nutran el cerebro y el alma.

No hay día que me vaya a dormir sin saber algo nuevo. Y por eso me gusta rodearme de gente que conoce más mundo que yo, o mundos diferentes que me ayuden a comprender realidades diversas, como si viajase sin moverme de casa. Y aprender te da aún una cosa más: hace que te sientas humilde cada día. Cuanto más sabes, más te das cuenta de que te falta mucho por saber. Hay tanto que desconoces y tanta gente preparada de la que puedes aprender que no cabe la vanidad. Y eso también es muy positivo porque es probable que tengas más éxito en la vida si eres humilde y tienes los pies en el suelo.

Aprende aunque te resulte difícil. Sal con frecuencia de tu zona de confort y el conocimiento hará que sientas orgullo, empoderamiento y saciedad, tres elementos, para mí, indispensables para disfrutar de una buena salud mental.

6. Sal con la motivación de casa

El optimismo y la pasión por vivir son un rasgo diferencial de primer orden entre la salud global de una persona optimista respecto a una persona que no lo es. Como dice la médica y PNI Cristina Pellicer, la ilusión, el reto, la autosuperación, la constancia y la inocencia son las cinco características de un niño sano, y siguen siendo esenciales en la vida adulta. Esto es lo que conocemos como cuidar el niño interior, una gran estrategia para tener una buena salud mental.

Como le digo a menudo a quienes integran mi equipo, espero de las personas que vengan motivadas de casa. Esta es la mejor receta para que cada día sea un gran día.

7. Cocina. ¡Es terapéutico!

Cocinar lo tiene todo. Cocinar puede ser muy terapéutico. Amasar un pan fermentado es el ejemplo más gráfico de la satisfacción de hacer un trabajo manual, como cuando das un masaje, haces un jarrón de barro o restauras un mueble.

En diferentes estudios, se ha visto que cocinar puede ser una auténtica terapia para reducir la ansiedad y el estrés y mejorar el estado de ánimo.

El trabajo manual de cocinar implica una actividad muy sensorial (tacto, gusto, olfato y vista), lo que nos conecta con la esencia y es absolutamente reconfortante. Cocinar nos ayuda a reducir la velocidad de nuestro día a día, nos distrae de los problemas, nos obliga a aumentar la concentración en una sola cosa para no pifiarla, nos ayuda a desconectar y a relajarnos, así como a apreciar la comida y a mostrar agradecimiento, además de suponer un pequeño reto personal si queremos conseguir un buen resultado con la receta que elaboramos.

8. Abraza y agradece

Tengo tras amigas cuyos abrazos son inmejorables. Las tres tienen en común que son mujeres con una profundidad emocional y espiritual fuera de serie. A ninguna le interesan demasiado los vicios de la tecnología y sus curativos abrazos podrían revivir a un muerto. Gracias, Eva, Marta y Laura por todos los abrazos recibidos y los que vendrán.

Los abrazos estimulan la producción de dopamina (placer), y la satisfacción generada nos aligera el estrés y la tensión. También incrementa la producción de oxitocina (conocida como la hormona del amor), que nos permite conectar emocionalmente con los demás y confiar más en ellos.

En un sentido muy parecido, la gratitud también nos genera un extraordinario bienestar. Muestra tu agradecimiento por la gente y las situaciones. Da gracias por hechos fundamentales y por otros más sencillos. Agradéceles a las personas a las que quieres poder compartir con ellas tu vida, agradece un buen gesto y una buena palabra. Escribe un wasap a esa persona que hoy te ha hecho sentirte mejor o que lo hizo en el pasado para agradecérselo. Da las gracias por estar viva, por tener una cama en la que dormir, por poder comer un plato caliente, por poder caminar sin esfuerzo, por permitirte llorar y dejar ir. Da las gracias por todo. Vivir en conexión con la gratitud es un valor, una forma de vida que consiste en reforzar nuestra felicidad a base de agradecer todo lo que tenemos.

9. Pide ayuda

A veces, las personas tienen graves problemas de salud mental porque no han pedido ayuda o porque la ayuda ha llegado cuando ya era un poco tarde. No pienses en recurrir a un profesional solo si nada de lo que pruebas te funciona.

Cada vez que he retomado la terapia en mi vida, he dado pasos de gigante como persona. Es esencial contar con un espacio para hablar de tus miedos y necesidades, poner voz a los pensamientos incompletos y difusos y que alguien te ayude a poner un poco de orden y a salir del fango para que puedas continuar tu camino. Eso sí: es muy muy importante encontrar un buen profesional.

Dedicar tiempo al crecimiento personal es la mejor inversión que harás en tu vida, porque estarás atendiendo tus necesidades, y ya es hora de que mires un poco más por ti.[10-12]

La tribu

Una mala gestión del estrés puede hacerte debutar en el insomnio, como bien explica el psicólogo Alejo Cabeza, un terapeuta avanzado a su tiempo gracias a haber conjugado las emociones y la alimentación ancestral. Y una vida sin tribu puede conducirte a la soledad no deseada. Gracias a Alejo, la rueda de la vida sana de la que hablo siempre actualmente incluye seis ejes, y no cinco, como me había imaginado años atrás.

Para explicarme el concepto de tribu, Alejo me dijo lo siguiente: «Nos han engañado, Nuria. Hoy las madres y los padres no contamos con una tribu para criar, y tengo que decirte algo: no basta con un padre y una madre para criar a los hijos. Necesitamos una tribu como las de antes, cuando los niños en verano, en la casa del pueblo, se encontraban con primos, tíos y abuelos en un espacio abierto en el que se sentían libres».

Todo se resume en aquella frase que seguro que has oído o pronunciado alguna vez de: «Llegamos al pueblo (o a la masía o camping) y no hay niño». Y esto ocurre tanto si la tribu es la familia como un grupo de amigos. Y no solo porque los niños quieren niños, sino porque compartir la crianza a ratos con otros adultos de la familia que te echen una mano te ayuda muchísimo a sobrellevar el día a día.

Antes, las diferentes mujeres de la familia se repartían el trabajo doméstico y culinario. Hoy, todo recae sobre una o dos personas. Necesitamos la tribu para vivir, porque criar niños en soledad es muy estresante. No estamos hechos para criar individualmente.

De hecho, existe un proverbio africano que dice: para criar a un niño se necesita a una tribu entera.

Este relato de Alejo resonó en mi mente durante días y días, y al mismo tiempo me hizo sentir alivio, pues en el contexto actual son muchas las personas que viven como mucho estrés la conciliación entre la vida laboral y la familiar. Y yo soy una de ellas.

Hemos creado una sociedad individualista, pero en realidad no la queremos. Seguro que conoces bastantes casos como este; a menudo, es más fácil sentirse en compañía en un pueblo pequeño que en una ciudad grande, en la que no conoces ni al vecino del rellano.

Tener tribu es esencial para la supervivencia, como documentaron los psicólogos Thomas Holmes y Richard Rahe en 1967. Después de examinar los registros de más de cinco mil pacientes, lograron confeccionar una lista de acontecimientos estresantes y otorgaron una puntuación a cada uno de ellos. Así nació la escala de estrés. Si te fijas en los primeros cinco motivos que generan más estrés a las personas, verás que todos tienen que ver con la falta de tribu. Los principales factores de estrés de las personas son los siguientes:

1. Muerte del cónyuge
2. Divorcio
3. Separación matrimonial
4. Cárcel
5. Muerte de un familiar cercano

Los cinco primeros motivos están relacionados con la tribu, el estrés por una separación o por la muerte de la pareja o el aislamiento social. Todos generan más sufrimiento que una enfermedad propia, que está en la sexta posición.

De hecho, hay estudios que explican que el nivel de esperanza de vida es superior en las personas casadas y también existe el efecto viudedad: se ha evidenciado que las personas que enviudan tienen un 66 por ciento más de probabilidades de morir en los tres meses siguientes a la muerte del cónyuge. Seguro que conoces algún caso en el que, poco después de que muriera un miembro de la pareja, enterraron al otro.

Un último apunte: si nos fijamos en diferentes capítulos de la historia de muchos países del mundo a lo largo del tiempo, vemos que el castigo máximo que se imponía era el destierro o la muerte. El destierro se situaba al mismo nivel que la muerte porque se sabe que el rechazo del grupo, del pueblo, es de las peores penas que existen.

La fuerza del grupo, de la tribu, de la comunidad (llamémoslo como queramos) es enorme, inimaginable. La causa principal de suicidio entre los adolescentes en el *bullying*, es decir, el rechazo de su grupo de referencia, en el que se sienten queridos y valorados.

Antes, las tribus eran la familia más cercana y una extensión de ella, aunque hoy en día nos sentimos más a gusto con tribus que no son la propia familia, pero con las que compartimos unos intereses y un propósito que nos unen. De ahí que tenga tanto sentido la comunidad de Soycomocomo, en la que nos sentimos bien y en compañía, y donde podemos compartir información que consideramos importante sobre nuestra pasión: la salud.

Llevo unos años residiendo en un lugar de Barcelona que siempre se ha considerado un pueblo aparte, aunque pertenece a la gran ciudad. Y, pese al poco tiempo que hace que vivo allí, conozco a bastante gente. Hace poco, en el supermercado, me encontré a mi amiga Aura. Trabajamos juntas durante unos cuantos años en televisión y ahora nos escribimos de vez en cuando porque compartimos la pasión por la vida saludable. Nos apreciamos mucho, a pesar de que nos vemos poco.

El día que me la encontré, mi hija mayor celebraba su cumpleaños en la escuela, y tenía que preparar la merienda y llevar la tarta. Faltaban tres horas para la fiesta. Le conté a mi amiga que estaba pasando por un mal momento, recuerdo que estaba emocionalmente abatida por dificultades laborales, y le dije que iría a una pastelería porque no me sentía con ánimos de preparar la tarta en casa.

Enseguida, se ofreció a prepararla ella misma y me dijo que ni se me ocurriese ir a la pastelería a comprar una tarta carísima y llena de azúcar (yo tampoco me habría quedado tranquila y habría pagado una pasta) y que pasase por su casa al cabo de una hora, que me habría hecho un bizcocho.

Seguro que en otro contexto le habría dicho que no, pero acepté, le di un fuerte abrazo y pensé que ella, siempre tan generosa, también formaba parte de mi tribu.

En una hora, había preparado un bizcocho con plumas de colores y pepitas de chocolate. Cuando miro las fotos del cumpleaños de mi hija soplando aquellas velas, me emociono al recordar la ayuda altruista de Aura y cómo contribuyó a mejorar mi vida en un momento.

La tribu es eso.

La tribu es fundamental.

Seguramente, fruto del interés por estos temas, hace tiempo que investigo los modelos de vivienda colaborativa, que fomentan la vida en comunidad. Es una pena que no haya más y que algunos sean demasiado caros para que la gente mayor, que suele sentirse muy sola, pueda planteárselo como un nuevo *modus vivendi*.

Las viviendas actuales están mal configuradas: bloques de pisos con un centenar de viviendas, pero solo dos puertas por planta. Esa disposición no favorece a ningún grupo de edad, y menos aún a los ancianos, que quedan encerrados en casa, lo que agrava su soledad, uno de los grandes factores de la mala salud mental que sufrimos como sociedad, tal y como he explicado en el capítulo anterior. Es lo que el arquitecto Miguel Ángel Díaz denomina «arquitectura de aislamiento».

Por poco que puedas, intenta integrarte en una tribu y no excluyas a la gente mayor. En este país, descuidamos a los ancianos, los mantenemos al margen y no los tenemos en cuenta. En otras culturas se los protege enormemente.

En China, Japón o Tailandia, las opiniones de las personas mayores y su aprobación son indispensables. Ya en tiempos de Confucio, a las personas de la tercera edad se les tenía un respeto y se las valoraba, pues eran de importancia vital para la sociedad. En Occidente, en cambio, nos queda mucho trabajo por hacer en este sentido.

Las personas mayores son sabiduría, experiencia, y solo encontrarán sentido en su vida si la sociedad las tiene en cuenta, las escucha, las considera.

Cuando hablamos de propósito vital nos referimos a que la vida tenga sentido. La persona mayor que es escuchada y respetada se mantiene con vida porque nota que continúa siendo importante para alguien.

Las tribus serán lo que todos queremos que sean si mostramos compañerismo, sinceridad y solidaridad con todos y cada uno de los miembros que la conformen.

2

Cómo actuar para comer saludable

El acto de comer

Comemos mirando el teléfono móvil, de pie, engullendo, sin masticar, hablando y sin respirar. Así es como comemos hoy en día y por eso enfermamos después.

La permeabilidad intestinal que mucha gente sufre a diario comienza por unos vicios que hemos ido adquiriendo por el ritmo acelerado que ya llevamos incorporado en nuestro cuerpo.

Comer de pie, hacerlo demasiado rápido y tomar mucha cantidad son tres motivos que he comprobado que dañan enormemente el epitelio intestinal. Es increíble, porque son fenómenos que podríamos controlar, aunque a menudo no lo hacemos por los malos hábitos.

A veces, mientras preparamos la comida y la cena, nos ponemos a picar ya lo que debería ir en el plato y, para cuando dicho plato llega a la mesa, falta más de la mitad. Comer de pie es muy perjudicial.

La digestión la controla el sistema nervioso parasimpático cuando nos paramos a comer relajadamente. En cambio, cuando nos invade el estrés y picoteamos, comemos de pie o en mala posición, o nos pasamos la comida mirando el móvil, el cuerpo activa el sistema nervioso simpático, que se prepara para luchar o huir y bloquea el proceso digestivo.

Ante una jornada en la que ya sabes que irás como un bólido, puedes optar por hacer el ayuno del cazador y saltarte la comida de mediodía. Este ayuno diurno no tiene los beneficios del nocturno, que es cuando el cuerpo lleva a cabo los auténticos procesos de reparación celular, pero te ahorrará una inflamación y estarás dando un descanso digestivo a tu organismo.

Si tienes claro que vas a masticar poco y mal, no te decantes por unas verduras, que engullirás en lugar de masticar como es debido. Piensa bien qué comida puedes digerir en función de tu día y plantéate hacer ayuno diurno si sabes que vas a devorar la comida por falta de tiempo.

Tener poco ácido en el estómago es habitual hoy en día para muchas personas, y los antiácidos no son la solución. Tal como explican muchos profesionales del mundo de la medicina funcional, los antiácidos reducen el ácido clorhídrico del estómago, lo que hace que el ardor mejore rápidamente. Sin embargo, este ácido del estómago es clave para llevar a cabo los procesos adecuados a fin de absorber correctamente las vitamina B12 y C, así como minerales esenciales como el hierro, el zinc y el calcio.

Yo he sufrido problemas digestivos, pero nunca he recurrido a antiácidos, porque tomar estos medicamentos puede empeorar la hipoclorhidria.

Principalmente, hay dos factores que perjudican la absorción de nutrientes: la mala costumbre de comer demasiado rápido y la de no masticar, que a menudo van unidas.

Si comes así, empezarás a tener más gases y a sentir malestar, pues la comida no se fermentará de manera óptima en tu intestino o no habrá tiempo suficiente para que las enzimas funcionen como es debido. Todo eso desencadena permeabilidad intestinal, que sufre una parte importante de la población, no solo por llevar una vida inadecuada, sino por no tomarse el tiempo necesario para comer tranquilamente a la mesa, respirar y masticar.

Estos malos hábitos afectan al revestimiento de los intestinos, que quedan agujereados y permiten que las bacterias y otras toxinas se cuelen y lleguen al torrente sanguíneo. Y tener un intestino permeable es la gran puerta de entrada a los problemas intestinales, como diarrea, estreñimiento, colon irritable, enfermedades inflamatorias intestinales (como la enfermedad de Crohn o la colitis ulcerosa) u otras enfermedades autoinmunes, alergias, fatiga crónica y problemas dermatológicos y neurológicos.

Incorpora el alimento a tu boca, mastica, respira mientras masticas, cierra los ojos y saborea lo que estás masticando, cobra conciencia, abre los ojos. Y, ahora sí, traga.

La hora de comer

Hay que cenar cuando aún es de día y, para tener un buen ritmo circadiano, no debemos ingerir alimentos cuando ya ha oscurecido. Además, cuanto más tarde cenes, más tarde te acostarás y peor pasarás la noche.

Para descansar bien, conviene cenar dos horas antes de irse a dormir. En invierno, tenemos que cenar entre las siete y las ocho de la tarde, y acostarnos a las once y media. Cenar pronto se asocia a un 20 por ciento menos de riesgo de cáncer de próstata y mama o, dicho de otra manera, cenar antes de las nueve y dejar dos horas de espacio entre la cena y dormir podría tener un efecto protector. Así lo constató el estudio elaborado por el ISGlobal publicado en *International Journal of Cancer*, que demostró una asociación directa entre el aumento del riesgo de cánceres hormonodependientes y los horarios de las comidas.

Es la primera vez que se realiza un estudio analizando el impacto de los horarios de comidas. Hasta ahora ya se sabía que las personas que trabajan de noche tienen más riesgo de desarrollar algún cáncer y que la alimentación también afecta en ello. Pero los estudios se habían centrado en qué comer y no en los horarios.

Este estudio subraya la importancia de tener en cuenta el ritmo circadiano en las investigaciones sobre dieta y cáncer, y concluye que seguir patrones diurnos de alimentación se asocia con un menor riesgo de cáncer, cosa que explica también el beneficio de no comer nunca cuando es de noche y, por tanto, practicar un obligado descanso digestivo desde que oscurece hasta que sale el sol.

Es importante cuándo, pero también cómo. Comer mientras recibes malas noticias es un hábito muy perjudicial. Por eso, hace años que dejé de hacer comidas de trabajo. Quedo para comer con muy poca gente de mi entorno laboral y, cuando lo hago, es porque sé que será con alguien que no me destruirá la microbiota por una conversación tensa, sino que esta será distendida, relajada.

Ya sea a solas o en compañía, es clave que mastiques. Cuantas más distracciones haya, menos presente tendrás las veces que te llevas alimentos a la boca y cómo los tratas una vez dentro.

Nunca he conseguido masticar los alimentos treinta veces, como se recomendaba en la dieta macrobiótica, pero sí que he aprendido a salivar antes de comer para preparar la digestión, y lo hago con mi propia saliva, comiendo aceitunas o pepinillos en vinagre, que incrementan la producción de jugos gástricos.

También consigo respirar mientras como, cosa que antes tampoco hacía. El truco de dejar los cubiertos sobre la mesa no siempre me funciona, pero sí que recuerdo que he de ensanchar los pulmones. Hacemos respiraciones demasiado superficiales, también cuando comemos, y este es otro motivo de peso que puede provocarnos la citada permeabilidad intestinal.

Si crees que necesitas ayuda en este sentido, te recomiendo que descubras el *mindful eating* (alimentación consciente). Nos permite centrar toda la atención en lo que estamos comiendo, aprender a escuchar nuestra hambre y nuestra saciedad y a saber distinguir el hambre fisiológica de la emocional.

EL ENEMIGO EN CASA

Cuando hablo de enemigo, hablo de tu pareja o de la persona con la que convives que pone palos en las ruedas de tu alimentación a causa de su escepticismo; como no comulga con lo que comes, hace que te sientas un bicho raro.

Pactar la alimentación que se sigue en casa puede ser un infierno.

A menudo, no comemos lo bastante saludable porque los de casa no nos lo ponen fácil, y te sientes más libre para comer cuando lo haces sin compañía.

Resulta muy incómodo sentir que tienes al enemigo en casa y que no comulga con tus prioridades. Y eso puede tener un impacto fortísimo en la salud de una familia.

Piensa que los hábitos no se adquieren con fuerza de voluntad, sino que se adoptan en función del contexto. Está por ver hacia dónde se inclina la balanza de tu casa. Por eso es tan habitual ver familias enteras con sobrepeso o familias en los que los dos miembros de la pareja fuman.

Quizá uno de los dos no fumaba o no comía mal antes de conocer al otro, pero al final el contexto lleva a una persona a decantarse por un tipo de hábitos. Evidentemente, hay muchas parejas y familias en las que todos comen diferente, y es lo mejor que hay, excepto cuando hay hijos de por medio.

Todo se lleva bien o mal, pero cuando se tienen hijos los riesgos aumentan. Es entonces cuando sientes que tienes al enemigo en casa, porque en el restaurante, mientras tú les dices que solo pueden pedir fruta, tu pareja pide el postre más azucarado de la carta.

El peor escenario es cuando hay un divorcio y cada miembro de la pareja se siente libre para alimentar a los hijos como considere. Pero del mismo modo que hay que pactar la escuela a la que queremos llevarlos, la alimentación es una parte relevante de la educación que no puede quedar descubierta o ser incoherente.

Si la opinión de ambos dista mucho en este sentido, los hijos verán que en una casa está muy restringido el azúcar, mientras que en otra se compran las peores galletas del supermercado.

Este hecho puede generar mucho malestar al miembro saludable de la pareja, ya que ha pasado a no tener control sobre la salud de sus hijos. Es fundamental que la alimentación saludable sea una necesidad cada vez para más personas y más gente haga clic para educar tranquilamente con un modelo que proteja la salud de pequeños y mayores.

Se puede comer sano en el restaurante

Soy una gran defensora de que en los restaurantes siempre hay opciones para comer saludable. Sin embargo, hay que saber cómo combinar los entrantes con los platos principales. En caso de que no nos convenza parte de la carta, tendremos que solicitar cambios al personal de la sala y pedir dos primeros o dos segundos. Seguro que eso lo has hecho un montón de veces.

Te resumiré todos los cambios y acciones que llevo a cabo en los restaurantes; en la mayoría de los casos, no me han supuesto nunca ningún problema. He sido muchos años el bicho raro de la familia, del grupo de amigos, del trabajo y de todas partes. Pero ahora, como hay tanta gente igual que yo, siento que ya no se ríen de mí y que, al fin y al cabo, ya sea por convicción o por una patología, muchas personas que antes no se lo planteaban ahora promueven la alimentación natural.

Vayamos al grano. De los entrantes de los restaurantes, nunca escojo un plato que no sea verdura, cruda o cocida. Si hago excepciones es para pedir una *esqueixada* de bacalao (un plato típico catalán con bacalao desmigado), pues doy por sentado que no suele haber escarola ni ninguna hoja verde y que solo me servirán bacalao con tomate. Es un mal menor, porque pediré que el plato principal contenga verdura o ensalada.

Siempre me aseguro de pedir un acompañamiento de verdura cocida si veo que la ensalada consiste en un puñado de hojas de lechuga iceberg con zanahoria rallada de bote y maíz.

Nunca pido de primero platos tradicionales, como el melón con jamón. Lo encuentro indigesto y un chute insulínico para comenzar una comida.

Los primeros son fáciles de escoger: ensalada de la casa, ensalada verde, ensalada de la huerta, ensalada variada, ensalada de cabra y nueces, ensalada de tomate con mozarela o burrata, escalivada, alcachofas a la brasa, espárragos verdes con setas, verduras a la brasa con salsa romesco. Adoro todos los primeros platos de los restaurantes tradicionales y aún más cuando están hechos a la brasa, siempre y cuando no calcinen la verdura.

Ahora que ya sabes que con el primer plato no puedes equivocarte y la ruta es muy fácil, pasemos a los segundos. En este caso, tienes muchas posibilidades de carne o pescado que preferiblemente puedes pedir con verdura o, si ya la has comido de primero, patatas asadas (no fritas, pues seguramente sean con aceite refinado y reutilizado). En los segundos platos, incorpora algún hidrato de carbono saludable, como tubérculos, y también un poco de grasa.

Para conseguir grasa, puedes acompañar el plato con un poco de mayonesa o alioli casero.

En el caso del cerdo, por ejemplo, tiene muchos más gramos de grasa la panceta que las partes más magras, como el lomo, el jamón, la paletilla o la costilla. Si escoges panceta o comes trinchado, en esa comida ya tendrás la ración de grasa que necesitas.

En los restaurantes, a veces pido que no me traigan pan a la mesa. Si lo tengo delante, iré picando, sobre todo si tardan en servirme, así que vale más evitar la tentación. Tal vez te preguntes: ¿Acaso es malo comer pan? Un pan blanco de trigo, proinflamatorio, nunca será mi primera opción si hay alternativas.

En lo que se refiere a los postres, normalmente no tomo. Si lo hago, suelo pedir que me aclaren, por ejemplo, si el requesón lleva la miel por encima o aparte, si el yogur es casero y lleva azúcar añadido o es natural de verdad, y poca cosa más.

En el mundo de los postres y la restauración aún no hay suficientes alternativas sin azúcar. Y es una verdadera lástima. Debemos eliminar el azúcar de los postres y también del café. A estas alturas, ya hace daño a la vista que te sirvan un sobrecito de azúcar blanco en los bares. Pero, claro, el cliente lo pide y el cliente manda; si no, el negocio no funciona. Puedo entenderlo, pero es un círculo vicioso del cual no salimos nunca.

Si mañana los bares levantasen la persiana y explicasen a los clientes que deben tomarse el café sin azúcar porque ha salido una normativa del Ministerio que lo ha prohibido, nos acostumbraríamos de golpe, como pasó con la ley del tabaco. El azúcar, finalmente, es igual de nocivo que fumar.

Y, como te he explicado antes, no comas en mesas altas ni en un taburete en la barra. Sentarse en una silla alta o en un taburete es contraproducente, porque la postura del cuerpo es casi como si estuvieses de pie.

3

Las asignaturas pendientes

En los últimos años, estamos viviendo un auténtico *boom* de la alimentación y la salud como grandes focos de interés. Pero, si revisamos bien dónde estamos, qué arrastramos y a qué retos nos enfrentamos, verás que hay algunas asignaturas pendientes que, si no se solucionan, harán muy complicado que la alimentación sana forme parte de nuestra vida de una manera real, eficaz. Verbalizarlas y afrontarlas es un primer paso para cobrar conciencia de lo que no estamos haciendo bien como sociedad.

LAS MENTIRAS DE KEYS

El punto de partida de los estudios sobre la hipotética dieta mediterránea lo llevó a cabo el epidemiólogo Leland G. Allbaugh, que analizó a la población de la isla de Creta, donde había unos niveles bajísimos de enfermedad cardiovascular, y comparó su alimentación con la de Grecia y Estados Unidos.

Años más tarde, el fisiólogo Ancel Keys comenzó su propia investigación sobre la relación entre la alimentación y las enfermedades coronarias y el colesterol. Keys, que no era español ni francés ni italiano, se considera el padre de la dieta mediterránea y se la inventó en su laboratorio de Minnesota.

Keys vio que en el sur de Europa y en Japón había menos incidencia de enfermedades coronarias y estableció una relación entre ello y el estilo de vida: eran personas muy activas físicamente y frugales, y en sus platos predominaban los vegetales sobre los productos de origen animal. Se hizo tan conocido con eso que, más adelante, se consideró de estilo mediterráneo un tipo de dieta indeterminada que nadie practicó nunca como tal.

Por cierto, en el estudio de Creta, en el que se sacaron conclusiones sobre la relación entre la alimentación y la baja incidencia coronaria, la mitad de los participantes practicaban el ayuno intermitente, ya que eran ortodoxos. Por tanto, cabe la gran duda de si sus buenos resultados metabólicos se debían a un tipo de alimentación determinado o a la práctica del ayuno.

El eco mediático de Keys hizo que el nombre *dieta mediterránea* fuese fácil de vender y, en poco tiempo, este hombre fue bautizado como Señor Colesterol en la portada de la revista *Time*. Keys es el mismo que después lideró el conocido como Estudio de los Siete Países, financiado por el *lobby* del azúcar americano. En él, Keys concluyó, de manera interesada, que la ingesta de grasa saturada tenía una relación directa con la enfermedad coronaria en diferentes países del mundo.

Como las grasas estaban completamente demonizadas, muchos fabricantes desarrollaron alternativas: los conocidos productos bajos en grasas o *light*. La idea era blanquear alimentos insanos, porque lo hicieron con galletas y patatas fritas.

Y Keys promovió todo esto, y el gran engaño de la industria demonizando la grasa para desviar la atención del verdadero mal, el azúcar, ha hecho que aún hoy se tome Coca-Cola Zero con el convencimiento de que no alimenta, pero no perjudica tanto a la salud.

Los productos *light*, como los edulcorantes artificiales, pese a tener menos calorías, generan un claro impacto en el páncreas y una situación de hipoglucemia al cabo de unas horas igual que si hubiésemos ingerido azúcar.

Todo el universo Keys ha provocado que, durante muchos años, se hayan demonizado las grasas y no se haya puesto el foco en el importante veneno que nos está matando: el azúcar. De hecho, estas ideas se mantienen vivas aún hoy, pese a que importantes estudios científicos avalan el consumo de grasa. Y no solo estudios. La antropología tiene claro que la evolución del *Homo sapiens* ha pasado por la grasa y la proteína, fuentes imprescindibles de los ácidos grasos esenciales (EPA y DHA), glutamina, carnitina, taurina y vitaminas B12 y A. La grasa es la reserva energética más eficaz y la evolución ha favorecido a los individuos capaces de almacenarla.

Según la ciencia, la ingesta de grasa saturada e insaturada mejora el estado de los huesos, el cerebro, el sistema inmunológico y el perfil lipídico, y este último mejora respecto a las dietas altas en carbohidratos promovidas por todo el mundo aún hoy.

Esta conclusión, junto con el hecho de que mentalmente nos tranquilice seguir una dieta mediterránea supuestamente muy saludable, no nos ha ayudado a ser una sociedad exigente con ganas de evolucionar en el campo de la nutrición.

Dicho esto, lo que entendemos por dieta mediterránea es un buen punto de partida en el que solemos estar de acuerdo: es fundamental el consumo de fruta y verdura fresca, pescado y marisco, granos enteros, frutos secos y cereales.

Ahora bien, la realidad es otra. La mayoría de la población no sigue una dieta mediterránea porque su nevera está llena de ultraprocesados: Danoninos, salchichas, patatas fritas, kétchup, Coca-Cola Zero, galletas Oreo y un largo etcétera.

Se entiende que un producto es ultraprocesado si contiene como mínimo cinco ingredientes entre los cuales hay un exceso de azúcar o edulcorantes, sal, aditivos, conservantes y colorantes, así como refinados y aceites vegetales, que seguro que se han oxidado en su proceso de elaboración.

Dos asignaturas pendientes, pues: seguir una dieta mediterránea de verdad y dejar de demonizar las grasas saludables.

LAS CONTRADICCIONES NOS MATAN

Un hecho de los últimos años que no se soluciona y genera mucha confusión, decepción o incredulidad entre la gente es la falta de acuerdos en el mundo de la nutrición.

El bombardeo de información al que nos someten es ingente y somos muchas las voces que divulgamos la necesidad urgente de alimentarse mejor, pero no hay un consenso y hay muchas maneras distintas de enfocarlo. ¿Eso es malo? Si la saturación y la incredulidad provocan que se coma menos sano, sí que estamos errando en alguna cosa.

La teoría dice que todos queremos remar en la misma dirección y lo que quizá tengamos en común es el objetivo final, pero el camino para llegar a él varía mucho.

Hay quien cree que los alimentos ecológicos son imprescindibles para evitar los tóxicos.

Hay quien los defiende porque impactan positivamente en la soberanía alimentaria.

Hay quien cree que los alimentos ecológicos son una estafa.

Hay quien cree que los alimentos ecológicos son puro elitismo.

Hay quien cree que debemos comer cinco veces al día.

Hay quien cree que debemos comer, como mucho, tres veces al día.

Hay quien cree que deben hacerse ayunos intermitentes de dieciséis horas.

Hay quien cree que deben hacerse ayunos intermitentes de al menos tres días.

Hay quien cree que un ayuno significa tomar solo agua e infusiones.

Hay quien incluye el café de manera excepcional.

Hay quien promueve ayunos détox tomando zumos de fruta durante veintiún días.

Hay quien cree que el exceso de sol provoca cáncer de piel.

Hay quien cree que la falta de sol es lo que nos está provocando el cáncer.

Hay quien cree que los superalimentos son un engaño.

Hay quien cree que la estafa son los alimentos desprovistos de nutrientes que cultivamos actualmente.

Hay quien cree que los transgénicos son nocivos para la salud del individuo y la salud del planeta.

Hay quien cree que los alimentos transgénicos son una bendición.

Hay quien cree que la leche es la fuente más importante de calcio.

Hay quien cree que la leche es la fuente principal de problemas para nuestro organismo.

Hay quien cree que el gluten es la otra fuente principal de problemas digestivos de la sociedad actual.

Hay quien cree que es una vergüenza que se retire el gluten a personas que no son celíacas.

Hay quien cree que las aplicaciones que escanean los códigos de barras de los productos son geniales.

Hay quien cree que estas aplicaciones están basadas en criterios erróneos.

Hay quien cree que debemos comer carbohidratos, sobre todo si practicamos deporte.

Hay quien cree que la fuente principal de energía para un deportista y para cualquier persona debe ser la proteína y la grasa saludable.

Hay quien cree que la dieta vegetariana es la más sana del mundo.

Hay quien cree que la dieta carnívora es la más sana del mundo.

Podría llenar páginas y páginas con las contradicciones que todos tenemos que soportar a diario. No nos hacen ningún favor si queremos que la sociedad se alimente mejor.

Y las instituciones oficiales, desde mi punto de vista, transmiten discursos cobardes. De hecho, es lo que debemos esperar de ellas. Cuando quieres tener contenta a toda la población y a la industria más poderosa, es normal. Por eso, sus mensajes, a menudo con miedo al escarnio o fruto de intereses políticos y económicos, los cuestiona cada día más gente.

Pero no todo son malas noticias. En algunos temas, hemos encontrado consenso, y con frecuencia con respecto a cuestiones que antiguamente estaban denostadas.

La lactancia y los partos naturales son un ejemplo. Soy hija de cesárea y biberón. En la época de mis padres, en los hospitales se realizaban cesáreas a menudo sin necesidad y a las madres se las invitaba a recurrir a la leche artificial, sin conocer qué relevancia tenía para la salud del bebé un parto natural y la lactancia materna.

Hoy, todo el mundo, sin excepción, sabe que la lactancia materna es mucho más beneficiosa para el bebé que el biberón, independientemente de que después la pongas en práctica o no. Pero hay consenso al respecto, y también en cuanto a la cesárea.

Existe también un consenso enorme en contra de los alimentos ultraprocesados y los procesados superfluos.

Que los vegetales deben ser una prioridad en la alimentación de grandes y pequeños es lo que más nos acerca a todos los perfiles de profesionales en este ámbito. No hay nadie que dude en recomendar la verdura en cada comida.

El azúcar es otro de los malos de la película. Todos nos ponemos de acuerdo en decir que el azúcar nos está enfermando y que hay que erradicar este ingrediente de nuestra nevera y despensa.

También hay un gran consenso en otros temas vinculados a la salud, como el daño que causa el sedentarismo, los peligros del alcohol y el tabaco y la necesidad de limitar el acceso a las pantallas de grandes y pequeños.

Quizá sea cuestión de tiempo que las instituciones y buena parte de los profesionales acaben defendiendo los alimentos ecológicos y digan que el gluten es perjudicial y que resulta contraproducente comer cinco veces al día. Es una buena asignatura pendiente.

¿POR QUÉ NARICES HAY DOS MEDICINAS?

La medicina debe encontrar las causas, y no solo las soluciones, a los problemas (que también). Por tanto, es muy necesario tener una mirada actualizada y holística de nuestro organismo para entender lo que ayer tapábamos con una pastilla y hoy necesitamos comprender.

Hay titulaciones no regladas que están perseguidas por colegios oficiales y el mismo Gobierno de España, como la acupuntura o la psiconeuroinmunología clínica, pero en cambio nadie duda ya de que el eje intestino-cerebro tiene una relación sistémica esencial para entender la salud o que la microbiota intestinal puede darnos muchas pistas para comprender el origen de nuestros problemas. Si creemos en el eje intestino-cerebro y en la microbiota, ¿por qué no creemos en la psiconeuroinmunología? Quizá nos falta humildad para aceptar nuevas formas de aprendizaje.

Afortunadamente, hay congresos médicos en todo el mundo y cada vez hay más investigación. En relación con la microbiota, por ejemplo, es destacable el trabajo que se hace en la Universidad de Groninga, el cual he conocido a través de uno de sus investigadores, el catalán Arnau Vich, que está participando en los estudios poblacionales más grandes que se han realizado hasta el momento sobre la microbiota intestinal.

Años atrás, cuando se comenzó a hablar de microbiota en los centros de atención primaria, sonaba todo extraño y poco creíble. En cambio, ahora en la sanidad pública es mucho más habitual que, a partir de una determinada patología del paciente, se hagan más análisis de heces y se valore la presencia de ciertas bacterias y parásitos que acaban siendo un verdadero problema, también en los niños pequeños.

El tiempo acaba poniendo las cosas en su sitio y, con un poco de retraso, llegará la evidencia de muchas cosas que hoy defendemos aunque no siempre se vean con buenos ojos. Hay personas avanzadas a su tiempo que han sido auténticas visionarias, pero han tenido que pasar décadas para que la sociedad les diese la razón.

SI NO ENTRAS EN LA COCINA, NO HAY ESPERANZA

«Querría tener mejor salud, pero odio cocinar». He oído esta expresión muchísimas veces y este es uno de los grandes males de nuestra salud actual. Antes, con más o menos desgana, pasábamos muchas más horas en la cocina: como las cocciones eran lentas o no eran, no había alternativa. La carne guisada, las lentejas, el caldo…, todo necesitaba su chup-chup.

Hoy, preferimos hacer muchas otras actividades antes que cocinar. Y la comida elaborada (la cuarta y la quinta gama) puede ser muy económica si contamos el tiempo que ahorramos pensando, comprando y cocinando. Este hecho ha dejado las cocinas vacías para comer precocinados recalentados en el microondas.

Hay un hecho importante en todo esto de la cocina. Muchísima gente odia cocinar y te lo dice con este verbo: *odiar*.

He de reconocer que a mí no me gusta pasarme muchas horas en la cocina para preparar un plato y que no soy muy habilidosa con los fogones, pero no odio cocinar, al contrario. Hay que decir que los robots y nuevos utensilios de cocina, como la Crockpot (que cocina a baja temperatura), la Instant Pot o la Thermomix, nos han salvado la vida a muchas personas sin demasiado tiempo ni mucha maña.

Y creo que lo más inteligente es que cada uno se autoanalice y valore qué grado de compromiso y deseo tiene con la cocina y los fogones para, en función de eso, tomar decisiones. El objetivo es claro: hay que preparar comida de verdad y dejar de abrir paquetes; si no, continuaremos liderando las clasificaciones de las enfermedades del nuevo mundo.

La alimentación es clave para tener salud, y dedicarle más tiempo es la mejor inversión que puedes hacer para tu vida. Quizá tengas que revisar tu agenda y valorar mejor a qué dedicas tu tiempo y si todas las actividades que te alejan de la cocina son tan importantes o podrías pasar un rato más en los fogones.

Seguro que haces actividades que te llenan la agenda, pero no el alma. Te garantizo que si algo quiero conseguir contigo es que te entre el gusanillo por comprar alimentos buenos, cocinarlos y comerlos con todo el amor y el respeto que se merecen.

Y si no valoras la cocina como se merece, tampoco conseguirás valorar todo el proceso hasta que el alimento llega a tu plato. No te fijarás en el origen, no revisarás etiquetas, no pensarás bien qué alimentos te conviene comprar y qué productos debes evitar, ni respetarás el tiempo dedicado a hacer recados destinados a buscar la mejor comida. Tomarás atajos.

Una familia que no cocina tiene peor estado de salud que una familia que elabora su comida. Y si no tenemos salud, no tenemos nada.

EL MARKETING DE LAS MENTIRAS

Las promesas de productos *healthy*, *light*, *gluten free*, artesanos, tradicionales o caseros ya no tienen sentido en el contexto actual. Son palabras que se han utilizado mal y la industria usa hasta la extenuación como una estrategia clave para vender más, hecho que nos ha llevado a una confusión extraordinaria.

Recuerdo la fachada de una tienda de comida de la estación del AVE de Madrid en la que se leían, escritas en letras enormes, las palabras HEALTHY, GLUTEN FREE y VEGAN. Que una tienda del AVE en la que venden Kit Kats, M&M y huevos Kinder ponga eso en su fachada ya te lo dice todo. ¿Pretenden que piquemos? Quizá el gran error de la industria consiste en pensar que la gente es idiota y no tiene cabeza.

Como empresaria, lo primero que se me pasa por la mente cuando veo un comercio así es que debe de darles bastante igual tener mala reputación. Y, en mi opinión, si eso no te remueve por dentro es que no tienes ni los valores ni el propósito de transformar la salud de la gente, tal y como pregonan tus carteles publicitarios.

Entiendo que hay empresas que no son proyectos personales, pero, bien mirado, aunque no tengas principios, te juegas la reputación de tu marca y que el consumidor deje de comprarte.

En incontables ocasiones, todos hemos visto productos que son un engaño, que prometen mentiras en el propio envase. ¿Cuántos productos de los que estás comprando son de verdad artesanos?

Tal y como explica la campaña Mentira Podrida, de la ONG Justicia Alimentaria Global, solo el 0,24 por ciento de las explotaciones agrícolas de España venden directamente o mediante circuitos cortos, hecho por el cual se consideran artesanales. ¡Un 0,24 por ciento! ¿De verdad crees que compras algo que lleve el reclamo ARTESANO? La realidad es que cada mes cierran decenas de explotaciones agrícolas pequeñas y artesanas por los elevados costes y precios cada vez más bajos. Nada de lo que comemos es casi nunca artesano y, por tanto, no tendría que indicarse como tal en ningún paquete.

Ahora, desgranaremos las luces y sombras de cada tendencia alimentaria.

La moda del veganismo o del vegetarianismo tiene pros y contras desde mi punto de vista. Por un lado, se ha avanzado notablemente en la promoción de una alimentación protagonizada por los vegetales y la reducción del consumo de carne, sobre todo la cultivada de manera intensiva, que es la que perjudica más el planeta y la salud de las personas.

Pero vayamos con cuidado. Cuando promovemos el consumo de carne vegetal con soja, hay que tener en cuenta lo que supone el cultivo de soja para nuestro planeta y nuestra salud. El 80 por ciento de los transgénicos que se cultivan en el mundo corresponden a solo cuatro productos: soja, maíz, algodón y colza, y el 90 por ciento del control de las semillas pertenece a la multinacional Monsanto, que se ha inventado un doble negocio con su agrotóxico estrella que utiliza para el cultivo de las semillas, el glifosato.

Monsanto es la quinta empresa agroquímica mundial y controla el 7 por ciento del mercado de insecticidas, herbicidas y fungicidas, tal y como ha documentado la periodista y activista Esther Vivas en su imprescindible libro *El negocio de la comida* (Icaria, 2014).

Las denuncias de campesinos y ciudadanos contra Monsanto son constantes, y en Francia mismo el párkinson se considera una enfermedad laboral agrícola causada por el uso de agrotóxicos. Desde mi punto de vista, es imprescindible que en la moda de la proteína vegetal se explique el origen de las legumbres o el origen y tipo de agricultura y su impacto ambiental.

Otra moda que hay que valorar es la del *free from*. Esta categoría incluye toda la gama de productos dietéticos, funcionales, sostenibles, nutritivos y responsables social y medioambientalmente. Suena fantástico, pero, una vez más, hay muchas marcas que se engloban en este concepto y no hacen bien las cosas. El gran ejemplo de alimentación *free from* engañosa es la industria del *gluten free*.

El gluten tiene un largo debate detrás, ya que la sociedad está dividida entre los que creen que el gluten es inflamatorio y los que no. Uno de los grandes investigadores en este tema es el doctor David Perlmutter, que en sus libros *Cerebro de pan* y *Alimenta tu cerebro* explica que el gluten está formado por dos proteínas, la glutenina y la gliadina, que contienen secuencias peptídicas altamente resistentes a la digestión de las enzimas gástricas, pancreáticas e intestinales.

En la misma línea, el gastroenterólogo e investigador italiano Alessio Fasano ya hablaba en 2006 de la gliadina como inductora de la permeabilidad intestinal tanto en individuos con enfermedad celíaca como en individuos sin ella. Y después ha habido revisiones de estudios *in vitro* o *in vivo* y de intervención humana por parte de Leo Pruimboom, padre de la psiconeuroinmunología en España. En ellos, se describe que el consumo de maíz puede contribuir a que se manifieste inflamación crónica y enfermedades autoinmunes, lo que aumentará la permeabilidad intestinal y hará que se inicie una respuesta inmune inflamatoria.

En paralelo a estos estudios, aparece también una nueva sintomatología asociada al consumo de gluten, la sensibilidad al gluten no celíaca (SGNC), terminología que comienza a verse en las revisiones científicas de Pubmed. Se estima que la SGNC es diez veces superior a la de la enfermedad celíaca, y quienes la padecen empiezan a responder bien a una pauta sin gluten, al igual que aquellos con síndrome de intestino irritable.

Pero la búsqueda de tanta gente de una dieta sin gluten dio ideas muy ingeniosas a la industria, que empezó a ofrecer productos *gluten free* —sobre todo para los celíacos— que han ido ocupando cada vez más estantes en los pasillos de las tiendas de dietética y ecológicas y grandes supermercados. ¿Cuál es el problema? Que las grandes marcas que copan el mercado del *gluten free* maquillan magistralmente el producto y los celíacos se lanzan a por él porque alguien ha pensado en ellos.

Estas empresas están elaborando productos sin gluten, pero con cereales transgénicos provenientes de grandes monocultivos y, por tanto, con la misma respuesta inflamatoria (el maíz es el gran ejemplo). Estos productos *gluten free* tienen un exceso de aditivos, almidones, emulgentes, azúcares y harinas de todo tipo, un cóctel innecesario y un auténtico desastre para el intestino de los celíacos y del resto de la población.

Aún hoy, hay mucha gente celíaca que confía en estos productos porque le permiten comer pan, pasta, pizza, galletas o preparar pasteles en casa. Pero esta no es la vía para tener salud. Quien padece celiaquía ha de entender que, si quiere sustitutos de estos productos sin gluten, lo más seguro es que los elabore en casa o incluso que busque productos sin gluten en las estanterías normales, donde pueden llegar a encontrar opciones aptas con el sello de las asociaciones y federaciones correspondientes, sin los aditivos insanos de la propia categoría. Generalizo y seguro que hay alguna elaboración *gluten free* buenísima, pero de momento arrasa la porquería.

La industria de la *lactosa free* tampoco se queda corta. El gran inconveniente de los lácteos no es la lactosa ni la grasa, sino la proteína de la leche, que se ha visto que aumenta los niveles de la hormona de crecimiento IGF-1 y provoca alergias respiratorias, acné, mucosidad, algunas enfermedades autoinmunes e incluso cáncer.

No sirve de nada pagar por una leche sin lactosa a la que solo se ha incorporado la enzima lactasa para que puedas digerirla mejor, pero que continúa teniendo proteína. Tal y como explica la nutricionista Lucía Redondo, si queremos tomar algún tipo de lácteo, es más recomendable escoger el formato fermentado (yogur o queso, en lugar de leche), que sea ecológico y de cabra o de oveja, ya que estas leches tienen un tipo de proteína más parecida a la de la leche humana.

Proximidad también es una palabra prostituida. Soy una gran partidaria de comprar de proximidad, pero no sustituye el modelo de producción óptimo para los animales, los vegetales y los humanos que supone el alimento ecológico. La proximidad es un elemento indiscutible para lograr la soberanía alimentaria, un concepto poco valorado que incluye los circuitos cortos del producto. La soberanía alimentaria es el derecho de la ciudadanía a decidir sobre su alimentación con el fin de que esta sea sana, ecológica y suficiente.

Y, por último, debemos hablar del producto bio. Soy una gran partidaria de los productos ecológicos, pero cada vez hay más marcas que se inventan los sellos y ponen la palabra BIO en la parte frontal del producto sin tener la certificación. Lo he visto en empresas renombradas y he conocido también algún proceso que ha acabado con una demanda por parte del Consejo Catalán de la Producción Agraria Ecológica (CCPAE), el organismo de control de Cataluña.

Es muy fácil adivinar si un producto ha pasado todos los controles que exige ser ecológico de verdad. En la parte posterior del envase, aparece el logotipo ecológico europeo: una hoja verde, la eurohoja.

De todos modos, este marketing de las mentiras que siguen practicando las marcas tiene los días contados. El consumidor ha cambiado, y ahora el 91 % ya lee con atención las etiquetas; el 53 % se fija en la lista de ingredientes; un 45 % en la tabla de valores nutricionales, y un 35 % en el origen. Así lo constata el estudio Taste Tomorrow, de Puratos, hecho a 18.000 consumidores de 44 países.

Gastronomía y salud deberían ir de la mano

Comer es un fenómeno social y cultural; en cambio, la nutrición es un asunto fisiológico y de salud. A veces van de la mano, y otras no, por desgracia.

Siempre he pensado que el mundo de la gastronomía y el de la alimentación saludable han ido por separado y que estamos pagando ese error. Probablemente, personajes como Jamie Oliver o Yotam Ottolenghi nos han hecho entender que placer y salud casan la mar de bien.

Pero los caminos siguen difiriendo e ir a un restaurante de estrella Michelin es una experiencia organoléptica que a menudo no sigue criterios de salud, por mucho que incorporen alga nori en alguno de sus platos.

Todavía hoy los postres de la mayoría de estos restaurantes están elaborados con azúcar, blanco y no blanco. ¡Me hago cruces, sinceramente!

Pero hay cierta esperanza.

Los últimos años, cocineros muy prestigiosos de todo el mundo, con estrella y sin ella, han puesto las verduras en el lugar que merecen, y lo mejor es que se han sentido muy motivados para explorar cómo extraer las mejores recetas. Es el caso de Xavier Pellicer, Rodrigo de la Calle (El Invernadero), Pere Carrió (Gat Blau) o Ricard Camarena, entre muchos otros. De hecho, ahora ya existen los Premios We're Smart Green, que cada año designan los mejores establecimientos de verduras del mundo, entre los cuales se cuentan estos restaurantes y muchos otros. Puedes consultar los galardonados de cada año en internet y animarte a hacer una ruta turística *plant-based* por los que te hagan más gracia.

Vivimos un momento histórico en el que los consumidores queremos comer saludablemente y rechazamos las peores porquerías de la industria. Pero necesitamos Gobiernos que nos ayuden a hacerlo. Y los Gobiernos no escuchan. El cocinero José Andrés, un empresario a quien admiro profundamente y que hace llegar millones de dólares en comida cada día a África, Bangladesh o Ucrania, tiene acceso a políticos de primer orden, como Joe Biden, Macron o Erdogan, a quienes ha transmitido el discurso de que la alimentación ha de ser importante en sus políticas. Pero dice Andrés que siente que habla solo, porque los grandes gobernantes responden que siempre hay prioridades por delante de la educación alimentaria.

¿QUÉ SALE MÁS CARO?

¿Comer saludablemente es caro? La desigualdad social, económica y cultural sitúa en una posición de inferioridad a las clases populares y a las mujeres en particular, tal y como ha documentado Justicia Alimentaria Global.

Es en estos casos en los que tenemos que aceptar que el acceso a verdura, fruta y proteína animal de pasto o ecológica no es viable para muchas personas, igual que no lo es el acceso a profesionales de la salud, ni a pruebas diagnósticas y a la suplementación necesaria.

En rentas más bajas, la obesidad se incrementa en más de un 30 por ciento. Es evidente que la comida es cara, en España más que en otros países, pero la comida basura, aunque resulte barata para el bolsillo, es peligrosamente cara en términos de salud.

De todos modos, tener poder adquisitivo no suele servir de mucho.

He visto muchas veces coches de alta gama, incluso Tesla, entrando en el aparcamiento de cadenas de supermercados españolas que considero que venden comida de mala calidad. Conozco a familias que llevan a sus hijos a escuelas privadas y tienen todo tipo de lujos, diversas propiedades, segundas residencias, y compran kilos y kilos de ultraprocesados.

Que las familias vulnerables no puedan acceder a una alimentación saludable me genera mucha frustración e impotencia, y que las familias acomodadas sigan perjudicando su salud con comida insana me genera mucha tristeza.

Y es aquí donde las Administraciones públicas tienen toda la responsabilidad.

No tengo demasiadas esperanzas de que en esta vida vea cómo mejoran los alimentos de determinadas colectividades. En los hospitales, siguen sirviendo zumos en tetrabrik llenos de azúcares, ColaCao, galletas y un largo etcétera. No sirve de nada que se aplique un impuesto a las bebidas azucaradas si no hay un compromiso serio para transformar la salud de las personas.

Y en este punto seguro que ya sabes que las industrias agroalimentaria y farmacéutica mueven los hilos del mundo. Así que o te empoderas y decides cómo quieres que sea tu salud o decidirá por ti el directivo de la cadena de supermercados. No dejes que nadie piense por ti.

Los *lobbies* y la falta de valentía de Gobiernos como el de España se anteponen a las recomendaciones de la OMS, que desde hace años alerta de que las cifras de obesidad se han duplicado en casi todas las regiones del mundo.

Si sumamos los costes económicos que tiene el Ministerio de Sanidad para hacer frente a la cura de enfermedades asociadas con la alimentación, nos salen miles de millones de euros, veinte mil millones en concreto sumando solo el coste económico de la obesidad, la diabetes y las enfermedades cardiovasculares, o sea un 20 por ciento del presupuesto de Sanidad.

Me gustaría ver una campaña drástica contra los productos nocivos, tan contundente con su mensaje como los de las cajetillas de tabaco.

Me gustaría que los Gobiernos multasen a las empresas por sacar al mercado productos que hacen enfermar.

Me gustaría que alguno de los médicos integrativos más formados de España acabase en el Ministerio de Sanidad, y, si es una mujer, mejor.

Asignatura obligatoria en las escuelas

Hace unos diez años, creé junto con Nani Moré la Asociación de Comedores Ecológicos, que todavía hoy hace un trabajo extraordinario en escuelas de todo el país, en especial en Cataluña y el País Vasco, donde hay más interés por cambiar las cosas.

El tema de las escuelas es bestial. Por un lado, son ejemplares en lo que se refiere al medioambiente, y mis hijos, desde pequeños, tienen una gran consciencia de lo que contamina y las incoherencias del sistema y de los Gobiernos, pero, por otro lado, seguimos educando a los niños con una pirámide alimentaria mucho más exigente de la que nos dan las instituciones oficiales.

Durante los últimos años, he dado bastantes charlas en escuelas organizadas por las asociaciones de familias de alumnos, pero me he cansado. A las reuniones asistían los seis padres y madres que organizaban la charla y que ya alimentaban bien a sus hijos porque tenían los cinco sentidos puestos en ello. No sirve para nada si no hay un cambio profundo y una apuesta desde la escuela.

No comemos bien (aún)

Según el Índice de Alimentación Saludable, uno de los valores más completos que permite distinguir los hábitos por sexo edad y renta, el 75 por ciento de la población no sigue una dieta adecuada (el 81 por ciento de los hombres y el 71,1 por ciento de las mujeres), y los peores resultados se dan, con diferencia, en la población juvenil, donde solo un 6 por ciento sigue una alimentación saludable.[13]

Estas cifras, extraídas de la ONG Justicia Alimentaria Global, son fruto de un estudio exhaustivo de todos los datos actuales que tenemos al alcance y todos los indicadores establecidos por el mismo Estado español. Me irrita que salgan nutricionistas, políticos y divulgadores enorgulleciéndose de que los españoles seguimos una dieta saludable y de que encabezamos los mejores rankings. Es una vergüenza que el Ministerio de Sanidad y Educación no tomen medidas urgentes y salten todas las alarmas en el Gobierno central y los autonómicos para frenar la escalada de enfermedades vinculadas al estilo de vida que cada día afecta a tantas familias.

Si de verdad hubiésemos seguido la dieta mediterránea, quizá a estas alturas de la película no habríamos necesitado recurrir a otras pautas alimentarias como la dieta planetaria, la flexitariana, la paleo o la low carb. Pero, dado que carecemos de un gobierno que se ocupe de estos temas, es normal: necesitamos encontrar nuestra propia hoja de ruta.

Ahora bien, las búsquedas son búsquedas, y la realidad es otra cosa. El dato más demoledor de todos publicado por The Lancet es que una de cada cinco personas muere en el mundo como consecuencia de llevar una dieta poco saludable y mueren más personas por mala alimentación que por consumo de cualquier droga.

Esta es la cruda realidad, por mucho que el 74 % de los hogares españoles considere importante seguir una dieta sana. Debemos pasar del pensamiento a los hechos. Nos queda mucho camino por recorrer, muchas conciencias que despertar y mucha cuerda para seguir protestando hasta que las cosas cambien.

Espero que este libro y nuestro proyecto de Soycomo-como sigan siendo útiles durante muchos años y que continuemos abriendo un poco más los ojos a la sociedad que no ha recibido la información que se merecía.

Por muchos años a tu lado,

NÚRIA

Agradecimientos

Gracias a todos los seguidores y seguidoras que durante estos años me han permitido crear un proyecto precioso para ayudar a transformar la salud de las personas.

Sin la ayuda de ningún Gobierno y por iniciativa del pueblo, hemos creado todo un universo de gente comprometida con la alimentación consciente. Sois vosotros y solo vosotros quienes lo habéis hecho posible y quienes seguro que continuaréis remando y recomendando todo lo que hacemos a amigos, familiares y conocidos. Nunca podré agradeceros lo suficiente, ni de forma individual, todo lo que habéis supuesto para mi carrera profesional y para mi vida en general.

Gracias a todo el equipo de Soy Como Como, el de hoy y el de todas y cada una de las intensas épocas que hemos vivido a lo largo de doce años, por un proyecto tan riguroso y transformador para la salud y la vida de las personas.

Gracias, Cristina, Glenn, Laura, Víctor, Pau, Francesc y Alejo, por leeros el manuscrito y por vuestras valiosas aportaciones.

Gracias, Carlos y Laura, por editar el libro y tener tanta paciencia con mis exigencias.

Gracias a mis padres por educarme tan bien en la cultura del esfuerzo.

Gracias, Josep, por ser el mejor compañero de viaje.

Referencias bibliográficas

1. https://www.boe.es/doue/2019/110/L00017-00020.pdf)
2. https://www.epa.gov/burnwise/wood-smoke-and-your-health
3. https://pubmed.ncbi.nlm.nih.gov/30418471/#:~:text=Adults%20should%20do%20at%20least,and%20vigorous%2Dintensity%20aerobic%20activity
4. https://pubmed.ncbi.nlm.nih.gov/28138134/
5. https://pubmed.ncbi.nlm.nih.gov/31476413/
6. Entrevista a María Martinón.Torres en el podcast de Cristina Mitre: https://podcasts.apple.com/es/podcast/somos-el-mismo-homo-sapiens-de-hace-200-000/id1347077022?i=1000567722234
7. https://www.mdpi.com/1999-4907/12/11/1600
8. https://www.nature.com/articles/srep28551
9. https://www.sciencedirect.com/science/article/abs/pii/S0013935120307076?via%3Dihub
10. https://pubmed.ncbi.nlm.nih.gov/17896061/
11. https://pubmed.ncbi.nlm.nih.gov/21697947/
12. https://www.nature.com/articles/s41380-022-01720-6
13. https://scielo.isciii.es/scielo.php?script=sci_arttext&pid=S0212-16112011000200014

Rueda de la vida sana
(para recortar)

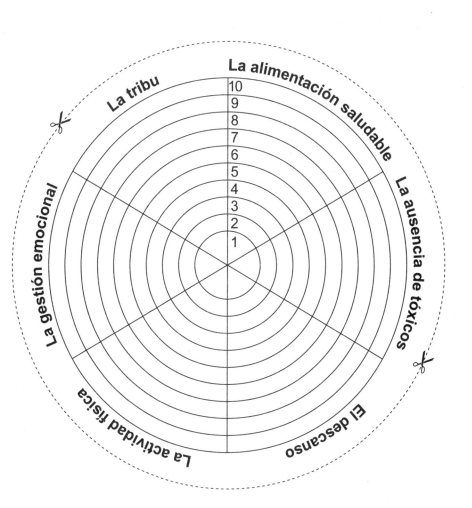

«Para viajar lejos no hay mejor nave que un libro».

EMILY DICKINSON

Gracias por tu lectura de este libro.

En **penguinlibros.club** encontrarás las mejores
recomendaciones de lectura.

Únete a nuestra comunidad y viaja con nosotros.

penguinlibros.club

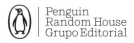
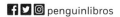